Karl-Heinz Bomberg
Seelische Narben

Forum Psychosozial

Karl-Heinz Bomberg

Seelische Narben

Freiheit und Verantwortung in den Biografien politisch Traumatisierter der DDR

Mit einem Vorwort von Andreas Maercker

Psychosozial-Verlag

Bibliografische Information der Deutschen Nationalbibliothek
Die Deutsche Nationalbibliothek verzeichnet diese Publikation
in der Deutschen Nationalbibliografie; detaillierte bibliografische Daten
sind im Internet über http://dnb.d-nb.de abrufbar.

Originalausgabe

E-Mail: info@psychosozial-verlag.de
www.psychosozial-verlag.de

Umschlagabbildung: Katrin Büchel, *Das Kaputte und das Zarte*, 2011
Umschlaggestaltung und Innenlayout nach Entwürfen von Hanspeter Ludwig, Wetzlar
ISBN 978-3-8379-3125-9 (Print)
ISBN 978-3-8379-7791-2 (E-Book-PDF)

Inhalt

Vorwort

Als ich im Juli 1989 aus der politischen Haft in der DDR in den Westen entlassen wurde – über die Zwischenstationen Kaßberg-Gefängnis in Chemnitz (damals noch Karl-Marx-Stadt) und das hessische Aufnahmelager Gießen –, kam ich endlich in die Freiheit. Eine doppelte Freiheit: nicht mehr im Knast zu sein und in eine *freiheitliche* Gesellschaft zu gelangen. Freiheit hat einen hohen Stellenwert für alle diejenigen, die sich nicht gängeln lassen wollen und die einen eigenen Kopf haben.

Ein halbes Jahr später schon, konnte ich mich in der psychologischen Forschung mit Themen der existenziellen Erschütterungen beschäftigen und deren Wirkungen auf die Psyche. Allerdings war ich in einer Forschungsgruppe tätig, in der eine positive Form dieser Wirkungen untersucht wurde: die Entwicklung von Weisheit. Die negativen Folgen – die man üblicherweise Traumafolgen nennt – blieben zu der Zeit noch außen vor. Für mich war es ein Geschenk des Schicksals, nach der schrecklichen Zeit in ostdeutschen Gefängnissen darüber nachdenken zu können, ob es nicht doch auch gute Impulse gab für das eigene Leben, wenn man sich mit den eigenen traumatischen Erlebnissen auseinandersetzte: gute Impulse für das eigene Weltbild, die Sicht auf Andere und für die eigenen Lebenspläne.

Mir half bei dieser Beschäftigung die existenzialistische Philosophie. Vor allem Karl Jaspers (1883–1969), ein Gegner des Naziregimes, der in Nazideutschland oft Todesangst haben musste, beeinflusste mich mit seinen Begriffen von Grenzsituationen, Freiheit und Verzweiflung. Er beschrieb mit ihnen vieles auf eine abstrakte Art und Weise, was meiner Lage als politischer Ex-Häftling in der DDR sehr nahekam. Er meinte, dass Grenzsituationen zugleich der Ursprung von Scheitern, aber auch von innerer Freiheit sein können; dass Grenzsituationen einen wacheren Blick verleihen auf das eigene Leben, die Gesellschaft und den ganzen Kosmos. Wie für andere Existenzialphilosophen auch war die Verantwortung ein ganz wichtiger Begriff für ihn: Vor ihr könne man zwar fliehen oder sie nicht annehmen, aber dann könne man – auf seltsame Art miteinander verknüpft – in der Folge auch keine Freiheit erleben und sich nicht an ihr erfreuen. Die Entwicklung der eigenen Möglichkeiten bleibe einem dann verwehrt.

Der Psychotherapeut, politische Ex-Häftling und Künstler Karl-Heinz Bomberg hat mit seinem dritten Buch zu Traumafolgen auf ganz anderen Wegen zu genau diesen Themen gefunden, die ich hier berührt habe. Er hat in den Biografien der Menschen, die er traf und mit denen er arbeitete, diesmal insbesondere auf positive Impulse der traumatischen Erfahrungen gehört und sie in diesem Buch versammelt. Ich finde es sehr folgerichtig, dass er die beiden positiven Begriffe des Existenzialismus, Freiheit und Verantwortung, in diesem Zusammenhang in den Mittelpunkt stellt. Sie ergeben sich aus dem Nachdenken über die Konsequenzen der eigenen Lebenswege, wenn man es schafft, aus der »Opferrolle« herauszutreten.

Heilung, Selbstheilungskräfte und Widerstandsfähigkeit waren von Karl-Heinz Bomberg in seinen früheren Büchern schon thematisiert worden. Mit dem vorliegenden Buch behandelt er das Gebiet, dass in der Forschung als posttraumatisches Wachstum – englisch *post-traumatic growth* – bezeichnet wird. Damit werden Veränderungen beschrieben, die aus der Erfahrung der eigenen Verarbeitung des Traumas resultieren. Viele Betroffene berichten von der Intensivierung der Wertschätzung des Lebens, der Intensivierung der persönlichen Beziehungen, der Entdeckung von neuen Möglichkeiten im Leben und der Bewusstwerdung eigener Stärken. Über alle solche Entwicklungen geben die Fallgeschichten dieses Buches eindrucksvoll Auskunft.

Wieder versammelt dieses Buch allerdings auch eindrucksvolle Leidensberichte. Es berichtet von Heilungsprozessen, aber auch von Rückfällen und Ängsten vor einem endgültigen Scheitern. Heutige Gesellschaftskrisen und die Coronakrise spiegeln sich in den Berichten ebenfalls wider. Was sich aber durch die Darstellungen durchzieht, ist die Möglichkeit, an den erlebten traumatischen Erfahrungen zu wachsen und als leuchtende Orientierung weiter an die Möglichkeit von Freiheit und Verantwortung zu glauben.

Juli 2021
Prof. Andreas Maercker

1 Einleitung

Nach den unsichtbaren Wunden (2004, 2009), den verborgenen Wunden (2015) und den heilenden Wunden (2018) soll nun mit dem Buch *Seelische Narben. Freiheit und Verantwortung in den Biografien politisch Traumatisierter der DDR* (2021) der Bogen geschlossen und wieder geöffnet werden.

Der Autor möchte selbst und mit seinen Patientinnen und Patienten in eine reflektierende und gestaltende Haltung kommen als eine Form der Mentalisierung. Fast alle Protagonistinnen und Protagonisten, die in den vorherigen Büchern und Texten sprachen, kommen auch in diesem Buch wieder zu Wort. So entsteht eine Art Längsschnitt.

Nach einer theoretischen Einführung zu den zentralen Begriffen *Freiheit* und *Verantwortung* sowie zu deren Bedeutung in der analytischen Traumatherapie geht es um die persönlichen Erfahrungen mit Freiheit in der Kindheit, der Jugend, im Erwachsenenalter und bis heute. Wie haben Freiheit und Verantwortung dann zusammengefunden? Wo haben sie sich gebremst, wo beflügelt? Welche persönlichen Erfahrungen gab es mit Verantwortung? Die letzten Fragen in dieser Betrachtung möchte ich so formulieren: Bin ich mit mir versöhnt? Und habe ich meinen inneren Frieden gefunden?

Denn abschließend geht es um die Sicht auf die heutige Zeit. Hat sich mein Einsatz persönlich und für die Gesellschaft gelohnt? Welche Bedeutung haben diese Gedanken für den Demokratisierungsprozess in Deutschland – mehr als 30 Jahre nach dem Mauerfall? Bei allen Bemühungen um Gestaltung und Veränderung ist aber oft auch etwas geblieben. Das kann man nicht aussparen, das sind die *Seelischen Narben.*

Bei dem einen sind es ein erhöhter Angstpegel, Depressionen, verstärkte Wachsamkeit, bei einer anderen sind es Misstrauen und Scham, beim nächsten ein schwerer Traumafolgeschaden mit der klassischen Trias von

Intrusionen, Vermeidung und Hyperarousal. Die Beschwerden kommen plötzlich, mit und ohne Auslöser. Mancher hat Angst vor dem Briefkasten, andere vor Behörden. Die seelischen Narben sind vielfältig, manchmal liebevoll, doch meistens gemein. Manche können sich nicht mehr freuen, müssen plötzlich weinen. Geräusche sind häufige Trigger, wenn zum Beispiel der Schlüssel ins Schloss fällt. Albträume, Schlafstörungen, Schmerzzustände und Depressionen sind keine Seltenheit. Wenn das Licht ausgeht, kommen alte Ängste wieder hoch.

Neben diesen psychischen Symptomen gibt es eine Reihe körperlicher Erkrankungen, die auch im Zusammenhang mit dem Erlebten, mit dem Erfahrenen zu sehen sind. Dazu gehören unter anderem Bluthochdruck, Stoffwechselerkrankungen und Angina pectoris. Ehemalige politische Häftlinge der DDR haben ein erhöhtes Gesundheitsrisiko. Die Folgen von Zwangsarbeit sind ebenfalls hervorzuheben, insbesondere Rückenerkrankungen (vgl. Fugmann, 2021).

Bei allem Streben nach Freiheit und entsprechender Verantwortung ist es wichtig, ein guter Mensch zu bleiben., ausgestattet mit sozialer Kompetenz. »Edel sei der Mensch, hilfreich und gut«, schreibt Johann Wolfgang von Goethe in seinem Gedicht *Das Göttliche* (1988; verfasst 1783). Wer möchte schon nicht ein guter Mensch sein? Diese grundlegende Frage wird ebenfalls berührt. So war und ist es für Herrn S. (Kapitel 3.5) immer wichtig, in den Spiegel schauen zu können.

In Zeiten der Covid-19-Pandemie gilt es in besonderem Maße, diese Traumatisierungen im Blick zu behalten. Nicht selten kommt es zu Symptomverstärkungen. Die Pandemie wirkt dabei wie ein Trigger. Das kann jedoch wiederum der weiteren Therapie auch helfen, im Umgang mit Triggersituationen besser zurechtzukommen.

Doch zurück zum Ausgangspunkt: Wo stehen die Betroffenen heute wirklich, wenn man alle diese Gesichtspunkte einbezieht? Narbengewebe sollte gepflegt, geschmeidig gehalten werden. Durch tägliche Meditation, durch Singen und Musizieren bekomme ich wieder neue Kraft. Wie machen es die anderen? Wo kann man sich noch etwas abschauen?

Der Umgang mit Einschränkungen erfordert eine tägliche Anerkennung der Realität. Ist es bei alledem möglich, trotzdem zu einem lebenswerten Leben zu finden? Dieses Buch versucht, Anregungen und Hinweise zu geben. Durch die Langzeitdokumentation wird eine Verarbeitungsentwicklung aufgezeigt als ein fortwährender Prozess.

Gerade in der Coronakrise stehen Freiheit und Verantwortung in einem brisanten Fokus. Auf der einen Seite gibt es aus meiner Sicht notwendige Maßnahmen der Vorsicht, auf der anderen Seite erfahren wir Beschränkungen in den Grundrechten und erhebliche Einschnitte in bestimmten Lebens- und Arbeitsbereichen. Da besteht die Gefahr einer Gesundheitsdiktatur und eines Monopolkommunismus. Es geht ja darum, das Kranke zu behandeln und das Gesunde zu stärken.

Ein Meinungsgemisch sollte sich durchsetzen aus Theoretikern und Praktikern. Mögen wir aus dieser Krise lernen. Schon das Fazit in der Pest-Epidemie von 1348 lautete, das Ganze im Blick zu behalten. Wenn die Nebenschäden größer sind als der Hauptschaden, dann ist dringend nachzudenken. Denn nur wenn die Gesunden gestärkt werden, können die Kranken zur Heilung kommen.

Wird die Krise von bestimmten Kräften genutzt? Wird der Großteil der Menschheit benutzt, um wirtschaftliche Interessen durchzusetzen und eben nicht Gesundheit? Da gibt es den Spruch »Gier frisst Hirn.« Vorsicht! Hier droht der Vorwurf der Verschwörungstheorie. Als Opium für das Volk, wie Karl Marx einmal zur Religion sagte, wirken die Medien zurzeit nicht. Sie verunsichern derzeit eher Teile der Bevölkerung und machen ihnen teilweise auch Angst.

Selbst nutze ich die Zeit, die verordnete Zwangspause, für den Bau an meinem »inneren Haus«, für meine Reise nach innen, für die Arztpraxis, um sie voll weiterzubetreiben, für den Liedermacher, um ihn zu stärken, für neue Lieder und Alben, und für das Schreiben des Buches, das Ihnen nun vorliegt. Der Schaffensprozess ist es, die Freude und Erfüllung daran lassen Widerstandskraft für das Immunsystem entstehen. Auch in Entscheidungssituationen entscheidet der Prozess. Konfuzius empfiehlt bei solchen Verhältnissen, an sich selbst zu arbeiten. Haben wir nicht alle eine Verantwortung für die Schöpfung? Ohne Mitgefühl können wir nicht überleben. Mulfinger (2020) zeigt, wie bedeutsam das für Mitarbeiterinnen und Mitarbeiter im Gesundheitswesen und unter anderem auch im Umgang mit Long-Covid-Patienten ist. In ähnlicher Weise äußert sich die Psychoanalytikerin Luise Reddemann in ihrem Buch *Die Welt als unsicherer Ort* (2021) und verweist auf die Verantwortung für ein psychotherapeutisches Handeln in Krisenzeiten. Das sehe ich in entsprechender Weise bei den ehemaligen politischen Häftlingen der DDR gegeben.

Die fehlende Medienmitte lässt die Bedeutung von Zwischentönen immer notwendiger werden. In der Pandemie sind Infekt und Affekt zu behandeln (Bomberg, 2021a). Die Affekte, so die Pandemieforschung, werden oft unterschätzt. Wohltuend ist der fachlich kompetente Überblick von Manfred Spitzer (2020) in der Zeitschrift *Nervenheilkunde*: »Corona-Kollateralschäden: Informationen, Demonstrationen und Operationen«. Sein Fazit lautet:

> »Ein Letztes: Das Leben muss nicht in jeder Hinsicht wieder genauso werden, wie es vorher war: Ressourcenverbrauch, Flugreisen, sinnlose Events und vor allem alles immer schneller, höher, weiter. – Wer will das eigentlich noch auf Kosten des Erdballs? Setzen wir uns alle dafür ein, dass wir künftig bewusster, nachhaltiger und solidarischer leben« (ebd., S. 450).

Es bleibt die Frage offen, ob es sich um eine pathologische Anpassung oder um eine Einsicht in die Notwendigkeit handelt.

Meinen Patientinnen und Patienten möchte ich somit Aufklärung und Ermutigung geben. Wie kann in einer solchen Situation die Demokratie gestärkt werden? Zu viel Anpassung schadet, ein gesunder Widerstand kann das Immunsystem stärken. So hoffe ich auf einen vertieften Austausch. Entschleunigung und Innehalten haben durchaus auch Vorteile, regen zur Einkehr und zum Nachdenken an. Wir sind Zeugen eines großen Umbruchs. Wenn allerdings keiner mehr auf die Straße gehen kann, gibt es keine Veränderungen. Die Herrschenden können machen, was sie wollen. Priorität hat der Direktkontakt.

Die sich weiter entwickelnde Situation zeigt aus meiner Sicht, dass es keine Alternative gibt: Wir müssen solidarisch mit vereinten Anstrengungen durch die Krise kommen. Doch andere Themen sollten parallel weiterlaufen, damit wir keine Monokultur erleiden. Die wiederkehrenden Gesetzmäßigkeiten bei Pandemien, beschrieben und erforscht von Steven Taylor (2020), sind dabei eine wichtige Hilfe. Dazu gehört, dass die Mehrheit der Bevölkerung sich vernünftig verhält. Es gibt Übervorsichtige, Untervorsichtige, Verschwörungstheorien (vgl. auch Körner, 2020) und Hamsterkäufe. Die Affekte werden oft unterschätzt. Die meisten meiner Patientinnen und Patienten reagieren mit Symptomverstärkung. Die Dialektik von Infekt und Affekt bleibt weiter zu erforschen (Bomberg, 2021a). Andrew T. Gloster und seine Kolleginnen und Kollegen (2021) setzen bei der psychischen Bewältigung auf eine produktive Anpassung. Aber genau darauf reagieren ehemalige politische Häftlinge der DDR und auch ein Teil meiner Patientinnen und Patienten mit Wutgefühlen. Andere reagieren wiederum mit erhöhten Ängsten, Depressionen, psychosomatischen Beschwerden und Reaktivierungen traumatischer Erlebnisse.

Die Kategorien *Freiheit* und *Verantwortung* sollen den *seelischen Narben* eine Symbolisierung geben. Freiheit kann Glücksgefühle erzeugen, Verantwortung Befriedigung.

2 Freiheit und Verantwortung

2.1 Freiheit

> »Nur der verdient sich Freiheit wie das Leben,
> der täglich sie erobern muss.«

Dieses Zitat aus Goethes *Faust. Der Tragödie zweiter Teil* (1976 [1832], S. 228) möchte ich voranstellen. Es hat mich seit meiner Schulzeit nicht mehr losgelassen und ist permanent in mir. Aktuell begleitet es mich durch die Coronakrise. Heinz Hamm (1980) hebt die Bedeutung des »Theoretikers« Goethe hervor als ein Universalgelehrter, der sich dem klassischen Humanitätsideal verpflichtet fühlte.

Welche Gedanken habe ich zu »Freiheit«? Es gibt äußere und es gibt innere Förderer wie auch Behinderer von Freiheit. Die Erziehung und die erlebte Bindung spielen dabei eine große Rolle. In der Kindererziehung und in den frühen Bindungen entwickelt sich Freiheit über das Leben und das Lebenlassen. So werden die Grundlagen für das spätere Beziehungsverhalten gelegt. Ursula Nuber (2020) weist in ihrem Buch *Der Bindungseffekt. Wie frühe Erfahrungen unser Beziehungsglück beeinflussen und wie wir damit umgehen können* darauf hin.

Die Bedeutung der frühen Muster entfaltet sich im späteren Leben und zeigt sich in der Haltung zu sich selbst, zum anderen und zur Gesellschaft. Wenn die Mutter oder der Vater zu dem Kind sagt: »Wir haben unsere Zeit. Du hast deine Zeit, ich habe meine Zeit. Du bist du. Ich bin ich.« Das ist ein langer Prozess. Die Eltern sind dabei empathische und unterstützende Begleiter. Durch die liebevolle Beziehung zu den Eltern entsteht Nestwärme und für das spätere Leben eine gesunde Selbstliebe.

Die Gesellschaft ist der zweite große Bereich. Das politische System beeinflusst im erheblichen Maße den Bewegungsspielraum. Und die Verbindung von Freiheit und Verantwortung zeigt sich im sozialen Gewissen. Gibt es Freiheit ohne Geld? Ohne eine emotionale und materielle Grundlage sterben wir. Der Tod macht frei. Das ist aber ein sehr hoher Preis. Die Verbindung erfolgt individuell und in der Gesellschaft.

Freiheit ist wiederum ohne Verantwortung nicht denkbar. Sie ist ohnehin kein Absolutum, sondern immer im Zusammenhang zur eigenen Person und zu anderen Menschen zu sehen Aber auch zu Tieren, Pflanzen und der Natur insgesamt. Wir sprechen oft von Menschenwürde, aber weniger von Naturwürde, Tier und Pflanze sowie den unbelebten Bereich eingeschlossen. Albert Schweitzers »Ehrfurcht vor dem Leben« und die Erhaltung der Schöpfung durch die Religion beziehen sich auf die belebte Natur. Aber ist nicht auch die unbelebte Natur zu würdigen? Zum Beispiel das Wasser oder die Luft? Die Erde?

Ich komme zurück zur gesellschaftlichen Dimension. Da fällt mir natürlich gleich Rosa Luxemburg ein, die sinngemäß sagte: »Die Freiheit ist immer auch die Freiheit der anderen.« Und Freiheit ist Einsicht in die Notwendigkeit. Als Arzt steht mein Satz: Gesundheit ist Freiheit. Kann auch Destruktion eine Motivation sein? Sie führt dann meistens von der Freiheit weg.

Der Psychoanalytiker und Sozialpsychologe Erich Fromm hat mit seinem Buch *Die Furcht vor der Freiheit* (1995) ein zeitloses Werk geschaffen. Bereits 1941 geschrieben ist es dennoch hochaktuell. Der zunehmende Fortschritt kann sich nämlich auch als Fehltritt für den Menschen herausstellen. Mit dem Zusammenbruch des mittelalterlichen Systems und dem Beginn des Kapitalismus entwickelte sich einerseits ein neues Gefühl von Unabhängigkeit und andererseits das Gefühl von Vereinsamung und Isolation. Fromm spricht vom Doppelgesicht der Freiheit:

> »Der Einzelne wird von wirtschaftlichen und politischen Fesseln frei. Er gewinnt auch etwas an positiver Freiheit durch die aktive und unabhängige Rolle, die er im neuen System spielen muss. Aber gleichzeitig wird er auch von all jenen Bindungen frei, die ihm zuvor Sicherheit und ein Gefühl der Zugehörigkeit gaben. Das Leben läuft nicht mehr in einer in sich geschlossenen Welt ab, deren Mittelpunkt der Mensch war, die Welt ist grenzenlos und zugleich bedrohlich geworden« (ebd., S. 51).

Die folgende Aussage knüpft unmittelbar daran an. Der Philosoph Peter Sloderdijke (2020) sagt nämlich, dass Freiheit eine große Angst machen kann. Freiheit entsteht in einem zwischenmenschlichen und gesellschaftlichen Entwicklungsprozess. Das bedeutet – später –, sein Leben selbst zu gestalten und eine aktive Haltung einzunehmen, statt fremdbestimmt zu sein.

Wie kann man Freiheit definieren? Eine Antwort fällt gar nicht so leicht. Wo womöglich viele Menschen nachsehen würden, würde man sie fragen, ist das weitläufig bekannte Online-Lexikon Wikipedia. Dort ist Folgendes zu lesen:

> »*Freiheit* (lateinisch *libertas*) wird in der Regel als die Möglichkeit verstanden, ohne Zwang zwischen unterschiedlichen Möglichkeiten auszuwählen und entscheiden zu können. Der Begriff benennt in Philosophie, Theologie und Recht der Moderne allgemein einen Zustand der Autonomie eines Subjekts.«[1]

Der Begriff ist vielfältig und dem Zeitgeist angepasst. An besagter Stelle heißt es dazu, er befände sich »ständig in Diskussion und damit in einem permanenten Wandel« und gehöre mit seinen vielfältigsten Dimensionen – von der psychologischen über die politische bis zur religiösen – »zu den zentralen Begriffen der menschlichen Ideengeschichte.« Es wird also deutlich, welch weites Feld hier angerissen wird.

Der historische Aspekt fehlt in dieser Darstellung. Es scheint ohnehin so, dass bei diesen vielen wunderbaren Quellenmöglichkeiten jede herrschende Gesellschaftsordnung jenen Punkt bewusst oder unbewusst verhindert, der sie selbst in Gefahr bringen könnte. Mit Blick auf die Etymologie ergänzt das zitierte Online-Lexikon, dass das Wort womöglich (indo-)germanische Wurzeln habe, und führt Bedeutungen an, die von »das, was bei mir ist« (gemeint ist das persönliche Eigentum) bis zu »jemand, dem sein Hals selbst gehört« (gemeint ist eine Person, die über sich selbst verfügen kann) reichen.

> »Ebenfalls aus der indogermanischen Wurzel lässt sich herleiten, dass jemand, der frei ist, zu einer Gemeinschaft von einander Nahestehenden und Gleichberechtigten gehört, zwischen denen ein friedlicher Zustand herrscht und die diesen inneren Frieden gemeinsam gegen Übergriffe von Dritten verteidigen.

1 Siehe hierzu und auch für die nachfolgenden Abschnitte: https://de.wikipedia.org/wiki/freiheit (17.03.2020).

> Somit wäre ›Freiheit‹ als Rechtsstatus immer relativ zu einer Gruppe und an die Bereiche, in denen diese normative Herrschaft ausübt, gebunden.«

Ich bin zwar ein freier Arzt mit eigener Praxis, aber doch Teil des Gesundheitssystems der Republik Deutschland. So wollte ich dieses Land, in dem ich lebe, immer nennen. Warum? Damit sich die Wiedervereinigung der beiden deutschen Staaten als neue Qualität auch im Namen ausdrückt. Gesundheit ist Freiheit. Äußere und innere Destruktionen machen unfrei und können Krankheiten hervorrufen.

Das hier bemühte Lexikon fährt fort, dass zwischen positiver und negativer, individueller und kollektiver, innerer und äußerer, persönlicher, souveräner und bürgerlicher Freiheit unterschieden wird; und dass der Freiheitsbegriff je nach Epoche unterschiedlich verstanden wurde und wird. Ich greife manche wenige Punkte heraus und ergänze sie mit manch anderen, die ich für wichtig halte.

So war Freiheit in der griechisch-römischen Antike auf die herrschende Klasse bezogen. Die Interventionen der Juden und Christen konnten sich zunächst nicht durchsetzen. Im Mittelalter herrschte über lange Zeit Leibeigenschaft und Sklaverei. Querdenker wurden hart verfolgt und die körperliche Folter war ein legales Mittel der Geständnisgewinnung.

Die Reformation kritisierte den Machtmissbrauch der katholischen Kirche. Der große Denker jener Zeit, Erasmus von Rotterdam, beschreibt in der *Klage des Friedens* (1517) einmal mehr die Notwendigkeit einer Ethik für die Regierenden und die Regierten. Mit allen Kräften solle ein Krieg verhindert werden. Und auch in der Aufklärung kamen wichtige Dinge dazu. Gotthold Ephraim Lessings Ringparabel in *Nathan der Weise* (1779) mit dem darin verdeutlichten Prinzip zur Toleranz ist ein weiterer Schritt zu mehr Menschlichkeit in der Menschengemeinschaft.

Das 19. und 20. Jahrhundert setzte diese Linie fort. Nach den beiden Weltkriegen ist wohl die *Allgemeine Erklärung der Menschenrechte* am 10. Dezember 1948 hervorzuheben. Deren Verkündung im Palais de Chaillot in Paris bedeutete einen großen Schritt für die Menschenwürde: »Alle Menschen sind frei und gleich an Würde und Rechten geboren.«

Die Menschen sind überlebensfähiger als ihre Theorien. Das Gesunde ist eine starke Kraft. Der Philosoph Isaiah Berlin (2006) entwirft den Gedanken der Freiheit als Leitbegriff der Humanität und als zentralen Begriff politischen Denkens. Es liegt im Wesen des Menschen, frei entscheiden zu wollen, anstatt bevormundet zu werden.

Schon zuvor schrieb John Stuart Mill *Über die Freiheit* (*On Liberty*, 1859) im Rahmen der politischen Philosophie und der Ethik. Er setzte sich für die bürgerlichen und die individuellen Freiheiten ein und dafür, diese vor äußeren Angriffen zu schützen. Nur wenn sich das Individuum frei entfalten kann, ist Entwicklung möglich. Eine zutiefst moderne Ansicht, die Gültigkeit beansprucht.

Der Freiheitsgedanke, würde ich sagen, ist so alt, wie die Menschheit selbst. Spätestens mit dem Sesshaftwerden vor etwa 10.000 Jahren und der Bildung der ersten Stadtstaaten rückten die Menschen dichter zusammen und es mussten Regeln und Gesetze formuliert werden. Klassengesellschaften entwickelten sich zwar schon früher, doch denkt man wohl in erster Linie an die Industrialisierung im 18. und vor allem 19. Jahrhundert. Für jene Zeit ist eine zunehmende Beschleunigung in allen Bereichen festzuhalten. Der kalte Krieg zwischen den Systemen des Kapitalismus und des Sozialismus heizte in der zweiten Hälfte des 20. Jahrhunderts den Wettbewerb weiter an. Sozialismus und Kommunismus sollten die Freiheit an sich schon sein: jeder und jede nach seinen bzw. ihren Bedürfnissen. Da der Mensch aber nicht ist, wie er sein soll, sondern wie er eben ist, traten neue Widersprüche hervor. Der real existierende Sozialismus erwies sich als Hemmschuh und beschnitt die Freiheitsrechte auf seine Weise. Die friedliche Revolution 1989 in den Ostblockländern, darunter auch in der DDR, war ein großer Akt der Befreiung.

Seelische Narben schließen den freien Geist nicht aus. Das ist nun der grundlegende Gedanke dieses Buches, und die Aufgabe lautet, für die ausgesuchte Klientel einen konkreten Bezug herzustellen. Der Ausgangspunkt sind die seelischen Narben und die zentralen Begriffe sind »Freiheit« und »Verantwortung«. Sie spielen in allen Behandlungen, bei allen meinen Patientinnen und Patienten eine tragende Rolle.

Neben den allgemeinen Punkten hat jede und jeder der 25 Protagonistinnen und Protagonisten dieses Buches ihre bzw. seine eigene Meinung dazu, eine individuelle Äußerung. Alle treten sie für Freiheit ein. Freiheit ist der zentrale Punkt in ihrem Leben. Die Musik- und Theaterpädagogin, Begründerin der Inhärenz-Methode und Autorin Erika Josephine Kunz (2021) drückt es so aus: »Wir teilen das Brot und / die Reste von Gestern / Das Licht der Kerze / und die Wärme zwischen den Mauern / denn wir sind, wie wir sind / frei.«

Frau Büchel, Herr Kuhn, Herr F., Herr L., Herr K.-H. und ich finden Freiheit in der Kunst. Ich finde Freiheit auch in meinem Beruf. Dafür bin ich dankbar, helfe mir und kann anderen helfen.

Frau O., Frau J., Frau B., Frau T., Herr S2 und Herr S3 spüren ebenfalls Freiheit in künstlerischer Betätigung. Für Herrn M., Herrn D., Herrn V. und Herrn G. stellen ihre Gärten und/oder die Natur entscheidende Freiheitsräume dar. Herr S. und Frau U. erleben Freiheit durch ihre Familie, Kinder, Enkel und durch das soziale Netz, durch jahrelange stabile Freundschaften. Frau P. empfindet mehr Freiheit im Alltag. Herr L. ist Historiker mit philosophischen Tendenzen und erarbeitet sich täglich Freiheit durch sein zu schreibendes Buch. Frau V. gewinnt Abstand und Freiheit als Zeitzeugin. Frau K. fühlt sich durch eine reflektierende Haltung freier, Herr K. in seiner Kunst. Frau J.-P. ist pragmatisch und gewinnt in einer helfenden Handlung Freiheit.

Alle beschreiben allerdings auch, was sie unfrei macht. Innen sind da eben auch die seelischen Narben und, psychischen Abstürze, von außen kommen Repressionen hinzu. Alle haben feine Rezeptoren für Demokratieverlust von außen und innen. Deshalb ist ihre Meinung für den Demokratisierungsprozess in Deutschland und darüber hinaus besonders wertvoll.

Udo Baer (2020) beschreibt in seinem Buch eindrücklich das DDR-Erbe in der Seele. Es handelt sich um vielfältige Spuren, die hinterlassen wurden, Erfahrungen, die bis heute nachwirken. Dabei wird deutlich, wie subtil die Beeinflussung war und wie Gesellschaft und Elternhaus zusammenwirkten. Es macht freier, belastende Erinnerungen und schädliche Ideologien zu verarbeiten.

Persönliche und gesellschaftliche Freiheit bedeuten einen fortwährenden Prozess sozialer Faktoren für die Menschen. Freiheit ist ein Grundbedürfnis und ist wiederum eingebettet in einen Rahmen. Als wir die Freiheit nach dem Mauerfall plötzlich hatten, war ich sehr unruhig. Jetzt gab es sehr viel zu tun, um sie zu nutzen. Außerdem waren innere Bremsen zu spüren. Freya Klier (2020) wirft in kleinen Geschichten einen Blick auf 30 Jahre deutsche Einheit und formuliert ein elftes Gebot: Du sollst dich erinnern! Udo Jeschke (2010) unterstreicht in seinem autobiografischen Buch *2,5 Leben* das Ringen um Freiheit. Der Dichter Reiner Kunze (2020a) drückt das so aus:

> *Die Mauer* (1990)
>
> Als wir sie schleiften, ahnten wir nicht
> wie hoch sie ist
> in uns

Wir hatten uns gewöhnt
an ihren horizont

Und an die windstille

In ihrem schatten warfen
alle keinen schatten

Nun stehen wir entblößt
jeder entschuldigung

2.2 Verantwortung

Verantwortung beinhaltet moralische Kategorien. Auch das lernt man bei den Eltern. Später vertiefen sich diese Muster in neuen sozialen Netzen. So lautet auch ein nigerianisches Sprichwort: »Um ein Kind aufzuziehen, braucht es ein ganzes Dorf.« Das unterstreicht die große Aufgabe für Kleinfamilie, Großfamilie und soziales Umfeld.

Als junger Mann wollte ich mich in nichts einschränken, wollte allerdings auch schon zeitig Verantwortung übernehmen. Denn an Verantwortung kann man wachsen. Das reizte mich. Die Angst vor Verantwortungsübernahme kann Entwicklungen blockieren. Manche Menschen haben Angst, erwachsen zu werden. Zu viel Verantwortung kann allerdings auch zu Problemen bis hin zum Zusammenbruch führen.

Wie bekommt man heraus, wie viel Verantwortung für einen gut ist? Diese Entscheidung erfordert die ganze Persönlichkeit. Wie schaffe ich meinen Berufsabschluss? Was für eine Ausbildung mache ich? Welches Studium kommt für mich infrage? Wie gestalte ich meine berufliche Entwicklung? Wann gründe ich eine Familie? Wie groß soll mein Freundeskreis sein? Das sind alles Fragen, die sich die Protagonisten in diesem Buch auf unterschiedliche Weise gestellte haben. Dazu komme ich gleich.

Der bereits erwähnte Erasmus von Rotterdam wollte vor über 500 Jahren eine Ethik schaffen, die einen Krieg unbedingt verhindert. Er strebte an, dass die Menschen auf diese Weise Verantwortung für die Schöpfung übernehmen. Als ein Pionier und Begründer des Pazifismus sucht er bis heute Verbündete.

Gerd Haffmans (1973, S. 101–103) stellt sich in einem Gedichtband von Gottfried Benn im Nachwort die Frage, ob Kunst die Gesellschaft verbessern kann. Seine Antwort fällt kritisch aus. Ich würde ergänzen, dass Kunst die Gesellschaft bereichert und verbessert. Aber sie kann Kriege nicht verhindern. Trotzdem lohnt es sich, alles zu tun, um den Frieden zu erhalten.

In jenem Band ist auch nachfolgendes Gedicht Gottfried Benns (1973, S. 11) zu finden, in dem er mit seiner kraftvollen Lyrik Wesenszüge des Menschen beschreibt:

> *Kreislauf*
>
> Der einsame Backzahn einer Dirne,
> die unbekannt verstorben war,
> trug eine Goldplombe.
> Die übrigen waren wie auf stille Verabredung
> ausgegangen.
>
> Den schlug der Leichendiener sich heraus,
> versetzte ihn und ging für tanzen.
> Denn, sagte er,
> nur Erde soll zur Erde werden.

Und auch Bertolt Brecht wird auf dem Einband des Benn'schen Gedichtbandes folgendermaßen zitiert:

> Beim Anhören von Versen
> Des todessüchtigen Benn
> Habe ich auf Arbeitergesichtern einen Ausdruck gesehen
> Der nicht dem Versbau galt und kostbarer war
> Als das Lächeln der Mona Lisa.

An diesen kleinen Ausflug in die Lyrik schließen sich nun weitere theoretische Fragen an. Zuallererst: Wie lässt sich Verantwortung definieren?

> »*Verantwortung* ist im Allgemeinen die (freiwillige) Übernahme der Verpflichtung, für die möglichen Folgen einer Handlung einzustehen und gegebenenfalls dafür Rechenschaft abzulegen oder Strafen zu akzeptieren. Sie setzt Verantwortungsgefühl und -bewusstsein, ein Gewissen sowie die

> Kenntnis der Wertvorstellungen sowie der rechtlichen Vorschriften und sozialen Normen voraus.«[2]

Aus dieser Definition wird die Komplexität des Begriffes deutlich. Er hat eine sozialpsychologische, eine ethische und eine philosophische Dimension. Unterschieden wird zwischen kausaler Verantwortung, Rollenverantwortung, Fähigkeitsverantwortung und Haftungsverantwortung.

Hannah Arendt (1991, 2019) vereint beides in durchdrungener Weise in sich, nämlich

> »die Freiheit des Denkens und die persönliche Verantwortung in einer Diktatur. In ›Ein Bericht der Banalität des Bösen‹ zog sie die Wut der Betroffenen auf sich. Diese brauchen wiederum ihren Hass, um überleben zu können. Zitat: »Jeder, von ganz oben bis ganz unten, war tatsächlich ein Rädchen, ob er wollte oder nicht. Bedeutet dies nun, dass niemand außer Hitler persönlich zur Verantwortung gezogen werden konnte?« (Arendt, 2019, Cover-Rückseite).

Arendt musste emigrieren und konnte so einer wahrscheinlich tödlichen Verfolgung durch die Nationalsozialisten entgehen. Das ist ihre persönliche Verantwortung. Im Exil konnte sie anderen und sich nützlich sein.

Wolfgang Wieland (1999) beschreibt Verantwortung als ein sittliches Selbstverständnis und damit als ein Prinzip der Ethik. Die Verantwortung wird als Zurechnung und als Zuständigkeit dargestellt aus heutiger Sicht. Der Autor bezieht sich auf die Entwicklung des Begriffes hinsichtlich der Ausdehnung des ethikpflichtigen Bereichs in der technischen Zivilisation und der Verantwortung und Gesinnung als konträre ethische Leitnormen. Verantwortung hat zu allen Zeiten eine enge Verbindung zum Recht. An seinen Handlungen wird der verantwortungsvolle Mensch erkannt. Freiheitliches Denken und verantwortungsvolles Handeln sind somit in Einklang zu bringen.

Was bedeutet nun Ethik und warum ist sie so bedeutend, ja lebenswichtig für uns?

> »Die *Ethik* ist jener Teilbereich der Philosophie, der sich mit den Voraussetzungen und der Bewertung menschlichen Handelns befasst und ist das

2 https://de.wikipedia.org/wiki/verantwortung (17.03.2021).

> methodische Nachdenken über die Moral. Im Zentrum der Ethik steht das spezifisch moralische Handeln, insbesondere hinsichtlich seiner Begründbarkeit und Reflexion (Ethik beschreibt und beurteilt Moral kritisch).«[3]

Ohne Ethik, so lautet meine Meinung, würden die Menschen nicht überleben. Schon vor dem Sesshaftwerden des Menschen verfügte er über ethische Grundregeln. Mit den Religionen entwickelten sich zum Beispiel im Judentum und Christentum als sozusagen gottgegebenes Regelwerk die Zehn Gebote. Wie schon erwähnt entwarf Erasmus von Rotterdam in seiner *Klage des Friedens* eine Ethik, die den Krieg unbedingt verhindern müsse. Moral wiederum ist die Bändigerin des Bösen, und der Kampf zwischen Gut und Böse, so vermute ich, wird ein ewiger sein.

Eva Buddeberg (2011) bringt weitere grundlegende Positionen in *Verantwortung im Diskurs* zum Ausdruck. Im Vorverständnis spricht sie von Relata, Subjekt, Objekt, Instanz und dem normativen Bezugsrahmen von Verantwortung. Konkreter gesagt: Wer trägt Verantwortung? Was hat jemand zu verantworten? In der Folge nennt sie bedeutende Autorinnen und Autoren sowie wichtige Bereiche von Verantwortung. Schließlich münden ihre Ausführungen in verschiedene Handlungsaspekte von Verantwortung. Es handelt sich dabei um philosophische Betrachtungsweisen, die durch psychologische, medizinische, ökonomische und soziale Konzepte zu erweitern sind.

Freiheit und Verantwortung waren auch für die sich entwickelnde DDR ein wichtiges Gespann. Der Sozialismus war die Vision für eine bessere Gesellschaft. Der Mensch sollte befreit werden von Ausbeutung. Die »10 Gebote des Sozialismus« bildeten den moralischen Rahmen (Walter Ulbricht, 1958). Doch zunehmend erwies sich die Ideologie als große Bremse für Freiheit und Wirtschaft. Weltspitze hielt lediglich noch der Sport, allerdings durch spezielle Dopingmaßnahmen (Freyberger, 2017; Steger & Jeskow, 2018; Steger & Wiethoff, 2018; Werner et al., 2016). Diese führten in manchen Fällen zu erheblichen gesundheitlichen Problemen, unter deren Folgen jene Sportlerinnen und Sportler teilweise noch heute massiv leiden.

Annekathrin Richter (2019) beschreibt in *Schleppender Gang* den Niedergang der DDR in Anekdoten:

3 https://de.wikipedia.org/wiki/ethik (17.03.2021).

> »Die Wahlkabine. Als die Pfarrerin in ihrem Wirkungsort Sch. in Thüringen 1985 zur Wahl gehen wollte, vermisste sie dort im Wahllokal die Wahlkabine. Ihr wurde entgegnet: Sowas haben wir hier nie gebraucht! Sie bestand aber darauf: Ich komme in einer Stunde wieder. Wenn dann keine Wahlkabine da ist, werde ich nicht wählen. Nach einer Stunde stand tatsächlich eine in der Ecke. Sie benutzte sie und gab ihren Schein ab. Am Abend konnten dann die Auszähler sehen, wie die neue Pfarrerin gewählt hatte« (ebd., S. 70).

Nach diesen kurzen theoretischen Ausführungen, um den Rahmen zu setzen, folgt nun der praktische Bezug. Was bedeuten Freiheit und Verantwortung für meine Patientinnen und Patienten und für mich?

Verantwortung steht in enger Verbindung zur Versöhnung – und hierzu tauchen eine ganze Reihe weiterer Fragen auf. Habe ich mit meinem Vorgehen ausreichend verantwortungsvoll gehandelt? Plagen mich Schuldgefühle? War der Einsatz zu hoch? Bin ich mit mir versöhnt? Bin ich mit meiner Umwelt versöhnt?

Frau Büchel ist durch ihre intensive künstlerische Arbeit mit sich versöhnt. Von ihr stammt das Bild, das Sie auf dem Buchcover sehen. Ähnliches gilt für Herrn Kuhn und auch für mich. Etwas Schuldgefühl bleibt zwar immer, aber es kann sublimiert werden.

Frau O. und Frau T. befinden sich in einer aktiven Lebenshaltung. Sie übernehmen Verantwortung für sich und sind dadurch im Versöhnungsprozess. Herr M. und Herr D. haben einen Weg gefunden, ausreichend gut mit sich umzugehen. Frau J., Herr S. und Frau U. sind gut in ihre jeweiligen Familien eingebettet.

Herr S2 und Herr S3 ringen um Versöhnung. Herr L. verdient sich Freiheit für das Leben, indem er sie täglich zu erobern versucht. Herr F. sagt von sich selbst, dass er bis heute ein Unruhegeist ist. Doch beruhigt ihn das Schreiben seiner Autobiografie.

Frau B. und Frau V. zeigen besondere Verantwortung in der Zeitzeugenarbeit. Herr V. und Herr K.-H. sind über die Unterstützung der Aktivitäten schöngeistiger Projekte verantwortlich. Frau P. ist über einen langen Therapieprozess teilweise eine Aussöhnung mit sich gelungen.

Herr G. ist durch den Film *Splitter im Kopf* (Haase & Henkel, 2018), in dem er auftritt, als Aufklärer und Aufarbeiter aktiv. Das bedeutet auch Verantwortung für die nächste Generation.

Die Schuldgefühle der Täter und Täterinnen sind dann zu prüfen, wenn es sich um Jugendliche handelt, die von der Staatssicherheit angeworben wurden (vgl. Ahnsehl, 2020). Hier geht es um die Verantwortung bestimmter Kräfte in der DDR, die Minderjährige dafür benutzten, in ihren Dienst zu treten. Die Schuldgefühle der Täterinnen und Täter gehen auf die Opfer über. Dem Autor Christian Ahnsehl gelingt es, sich durch ein eindrucksvolles Buch davon frei zu machen.

2.3 Freiheit und Verantwortung in der analytischen Traumatherapie

Zunächst stelle ich ein paar einleitende Bemerkungen voran. Die analytische Traumatherapie läuft natürlich nach den allgemeinen Regeln psychoanalytischer Behandlungen ab. Darüber hinaus gibt es jedoch einige Besonderheiten, die an dieser Stelle erwähnt sein sollen.

Haft hat Folgen, und so belegen mehrere Studien und Untersuchungen, dass auch politische Inhaftierungen in der DDR zu ausgeprägten Schäden sowohl psychischer wie auch physischer Art führen können. Von 1945 bis 1989 waren in der SBZ, der Sowjetischen Besatzungszone, und in der DDR zusammengenommen circa 300.000 Personen aus politischen Gründen inhaftiert. Bei etwa einem Drittel von diesen Menschen bildeten sich Haftfolgeschäden heraus, darunter neben Depressionen, Angststörungen und psychosomatischen Erkrankungen auch post-traumatische Belastungsstörungen.

Ein psychisches Trauma zeichnet sich dadurch aus, dass es nicht verarbeitet werden kann, sondern abgespaltet werden muss und eine unsichtbare Wunde im Selbst entwickelt. Die Dauer und Schwere der Haft stehen hierbei im proportionalen Zusammenhang zum Umfang der psychischen Erkrankung. Und die Anerkennung der Opfer ist in Theorie und Praxis noch unzureichend. Hierzu sind weitere politische Entscheidungen zu treffen. Mittlerweile haben sich die Behandlungsmöglichkeiten durch Traumaforschung und Traumatherapie verbessert. Im nachfolgenden Fallbeispiel wird deutlich, dass bei einer kompetenten tragfähigen therapeutischen Beziehung Besserung möglich ist.

Auch der transgenerationalen Weitergabe von Traumata kommt besondere Bedeutung zu. Bei der transgenerationalen Weitergabe politischer Traumatisierung handelt es sich um ein seit der frühen Menschheitsgeschichte bestehendes Phänomen, das aber erst in letzter Zeit wissenschaftlich erforscht wird. Traumatisierungen, die in einer Generation nicht verarbeitet werden können, werden an die nächste Generation weitergegeben. Bis ins vierte Glied, so heißt es schon in der Bibel.

Bei Kriegstraumatisierungen wurde dieser Zusammenhang tiefgehender erforscht und in jüngerer Zeit auch bei psychischen Traumatisierungen, die durch politische Verfolgung in der DDR hervorgerufen wurden. Häufig liegt eine Kommunikationsstörung vor, um schmerzhafte Erinnerungen abzuwenden und sich dadurch zu schützen. In der Fernsehdokumentation *Eltern, Kinder, Stasihaft* (Haase & Henkel, 2020) werden solche typischen Verbindungen dargestellt. Es wird dargestellt, wie Albträume und Traumata die Brücke zwischen den Generationen bilden. Am Beispiel der Familie F. erzeugte der abwesende Vater eine nicht mehr zu schließende Lücke. Bei Familie B. sprach der Vater nicht direkt über seine Hafterlebnisse, um nicht die Familie und sich erneut zu belasten. Die Auftritte des Vaters nach der Haft verursachten bei Tochter, Sohn und Ehefrau verstärkte Ängste, die nicht ausreichend kommuniziert wurden. Bei Familie S. erfuhr der Sohn erst mit 13 Jahren, dass seine Eltern inhaftiert waren. Seine Mutter möchte bis heute nicht darüber sprechen, sein Vater ist dement.

Franz Ruppert (2012) beschreibt die Weitergabe von Traumata über traumatisierte Eltern in der mehrgenerationellen Psychotherapie. Er zeigt auf, wie in der analytischen Aufstellungsarbeit starke Affekte herausbrechen können, die dann in einer Einzel- oder Gruppentherapie weiter zu bearbeiten sind. Die posttraumatische Reifung kann nach Andreas Maercker (2019) wiederum das Immunsystem stärken, wodurch organische Krankheiten weniger Angriffsfläche bekommen (siehe hierzu auch Egle, Heim, Strauß & von Känel, 2020).

Auch die analytische Traumatherapie bedient sich der freien Assoziation. Es geht immer wieder insbesondere darum, Affekt und Erinnerung zusammenzubringen. Dennoch hat sich hier ein aktiveres Vorgehen im Sinne einer elastischen Technik durchgesetzt (Zwiebel, 2013, 2019). Im Kern geht es, wie erwähnt, um eine posttraumatische Reifung (Maercker, 2019) oder um ein posttraumatisches Wachstum (Fava & Guidi, 2020, S. 161). Das hängt mit komplexen frühen Bindungs- und Entwicklungstraumatisierungen zusammen, wodurch eine zu große Zurückhaltung eine Reaktivierung des Traumas bedeuten könnte.

Der Arzt, Psychoanalytiker und Künstler Clemens Krauss (2009) legt die Vorstellung zugrunde, dass der zeitgenössische Mensch eine performative Verkörperung seiner sozialen und medialen Erfahrung darstellt.

Mit dieser Prägung kann er sich im sozialen Netz oder auch mithilfe einer Psychoanalyse erforschen, um sich besser zu verstehen und zu entwickeln sowie einfach nur mehr Freude am Sein zu gewinnen. Doch negative Kindheitserlebnisse können Depressionen hervorrufen. Das wird aus der Forschung deutlich und es zeigt sich auch in den Falldarstellungen, wie sie in diesem Buch zu lesen sind. Wenn zu der familiären Gewalt noch politische hinzukommt, dann sind kumulative Traumatisierungen möglich. Die verlorene Seele sucht Halt.

Einige Betroffene wagen den Weg in eine Therapie. Andere, wie auch mein früherer Rechtsanwalt Wolfgang Schnur, suchten als Nest die Staatssicherheit und wurden zu einer tragischen Figur (Haase, 2019). Das besondere Gefüge des Paranoiden innerhalb eines Geheimdienstes findet bei Hagen Schmidt (1997) Bestätigung. An der dieses Kapitel beschließenden Fallvignette von Herrn D. (siehe auch Kapitel 3.7) soll die analytische Traumatherapie erläutert werden.

In vielen Behandlungen kommt es durch die Coronakrise zu einer Symptomverstärkung. Bernd Heimerl (2020) spricht von der Bedeutung der Virusmetapher als ein bedrohlicher Fremdkörper: Archaische Todesängste könnten entstehen, die zu regulieren seien. Diese Gesichtspunkte sind zurzeit zusätzlich zu berücksichtigen. Hierzu passend äußert sich auch Gerd Rudolf (2005, S. 190f.), der dem massiven Überfluten durch die verfolgenden Objekte eine entscheidende Bedeutung beimisst. Bernhard Strauß und Adolf Ernst Meyer (1994) rekurrieren auf die Bedeutung traumabedingter psychosomatischer Schmerzen.

Doch an dieser Stelle kehre ich wieder zurück zum Hauptthema. Vor den angekündigten analytischen Behandlungsbericht von Herrn D. stelle ich aber noch die Darstellung des Liedermachers und Musikers Stephan Krawczyk (2020a) zu seiner Hafterfahrung: Aus politischen Gründen war er im Januar 1988 für 16 Tage in Untersuchungshaft. Er beschreibt, wie er sich heutzutage willentlich in seine Haftzeit hineinversetzen und die Zeit auf ihre Realität hin prüfen kann. Hat es sie überhaupt gegeben? Wurde er gezwungen, in einer stinkenden Zelle zu leben? Die Mitinsassen als Zeugen haben sich nie wieder gemeldet. Die Zelle darf nur auf Befehl verlassen werden. Krawczyk vergleicht den Handlungsspielraum mit dem eines Babys und fühlt sich dabei gelähmt. Ich würde anmerken: Die Ohnmacht im Uterus der Diktatur.

Das Gefühl durchzieht den ganzen Körper und kann, laut Krawczyk, auch bei einem Waldspaziergang auftreten. Dazu kommt eine wiederkehrende Pein, die Details in der Zelle, das Ausgeliefertsein, der mögliche Verrat der Mitgefangenen. Ein wiederkehrendes Störungsfeld mit Angst, Scham und Ekel. Diese Zustände mit Kunst zu veredeln würde bedeuten, aus Scheiße Gold zu machen. Seine Verarbeitung hält an. Und so ist ein CD-Projekt zwischen ihm, dem Liedermacher (Krawczyk, 2020a), und dem Autor Gerhard Bause besonders eindrucksvoll.

Auf der CD-Hülle ist zu lesen, dass der 1961 in Leinefelde (Eichsfeld) geborene Bause »im Januar 1988 gemeinsam mit zwei Freunden eine Protestresolution gegen die Inhaftierung der am 17. Januar 1988 verhafteten Berliner Bürgerrechtler« verfasst hatte und »daraufhin im Februar 1988 als Rädelsführer der Aktion selbst in Haft genommen« worden war, gemeinsam mit seiner Frau, gegenüber der er »starke Schuldgefühle« empfand und sich Vorwürfe machte,

> »an ihrer Inhaftierung Schuld zu sein. Nach Monaten in verschiedenen Gefängnissen der DDR begann er in der Haftanstalt Bautzen II nach einem Ausdruck für seine Situation zu suchen, zur Sprache zu kommen, um sich in den ausweglosen Bedingungen nicht zu verlieren, die seinem Leben eine solch jähe Wendung gegeben haben.
>
> Während der Haft bis November 1989 und in den Jahren danach entstand der Gedichtband ›Ohne Ruhe rollt das Meer‹. Die Texte zeugen auf eindrucksvolle Weise von der Möglichkeit, sich des Widerfahrenen bewusst zu werden und nicht in der Zuweisung zum Opfer verharren zu müssen.
>
> Bauses Texte handeln vom Eingesperrtsein, von Angst und Einsamkeit, von den Schuldgefühlen seiner Frau gegenüber, von Hoffnung und Mut zum Widerstand, sich nicht brechen zu lassen, die eigene Würde auch unter widrigen Umständen zu wahren.«

Dieser Text veranschaulicht sowohl das Leid des von den Willkürmaßnahmen der Diktatur Betroffenen, als auch die Möglichkeit, sich dem Erlebten ausdrücklich nähern zu können, um Souverän der eigenen Geschichte zu werden. Mit dem darin erwähnten Buch *Ohne Ruhe rollt das Meer* (Bause, 2018) ist ein nachvollziehbares Beispiel entstanden, wie hart und langwierig die Anstrengungen sind, sich von traumatischen Erfahrungen befreien und schließlich sogar daran wachsen zu können. Durch die Kunstform des Gedichts wird das nicht direkt Ausgesprochene, aber Spürbare, hervorgehoben und damit Erlebtes künstlerisch erfahrbar gemacht.

In einem anderen Text, einer Äußerung des Pfarrers und Bürgerrechtlers Walter Schilling (zitiert nach Neubert, 2010) wird deutlich, dass es nicht immer eine Psychotherapie oder Psychoanalyse sein muss, sondern die Selbsttherapie durch künstlerische Arbeit tragfähige Verbesserungen erreichen kann:

> »Trotz großer Bemühungen, die Vergangenheit zu erhellen, finden wir nicht aus dem Dunkel unseres eigenen, höchst persönlichen Erlebnisses heraus, weil uns die Worte fehlen. Du kannst tausend Wissenschaftler die Vergangenheit erforschen lassen. So lange es die, die es selbst erfahren haben, nicht erzählen können, geht Erfahrung verloren.«

Das kenne ich aus eigener Erfahrung. Andererseits gibt es Menschen, für die eine analytische Psychotherapie maßgeschneidert ist. An dem bereits angekündigten Beispiel des Herrn D., das nun endlich nach wenigen noch einleitenden Sätzen folgt, werden typische Punkte dargestellt und die Indikationen einer tiefenpsychologisch fundierten Psychotherapie aufgezeigt. Die analytische Traumatherapie im Sinne der elastischen Technik ist immer empathisch der therapeutischen Beziehung angepasst.

In diesem Fall nimmt das Thema der Zwangsaussiedlung einen untergründigen Raum ein: Wenn man im westlichen Grenzgebiet der ehemaligen DDR politisch auffällig war, konnte eine Zwangsaussiedlung erfolgen. Diese Angst lag ständig in den Familien. Ernst-O. Schönemann (2011) beschreibt in seinem Buch die von der Staatssicherheit so bezeichnete »Aktion Ungeziefer«. Etwa 12.000 Menschen mussten in den 1960er Jahren über Nacht Haus und Hof verlassen und wurden in andere, meist deutlich entfernte Regionen der DDR zwangsumgesiedelt.

Weitere wichtige wie wertvolle Beiträge sollen an dieser Stelle kurz ihre Erwähnung finden: Harald Jürgen Freyberger (zusammen mit Jörg Frommer, Andreas Maercker & Regina Steil, 2003) ist einer der Pioniere in der klinischen Erforschung von gesundheitlichen Schäden durch repressive Maßnahmen des SED-Staates. Dabei geht es insbesondere um Haftfolgeschäden, aber auch um nichtstrafrechtliche Repressionen durch Zersetzung. Sylvia Kabus (2019) erforscht das »Verschwinden«, das gerade in Diktaturen ein sich wiederholendes Phänomen ist. Wie dramatisch und schicksalhaft ein Traumafolgeschaden aus politischer DDR-Haft in eine heutige Strafverstrickung übergehen kann, skizziert Roland Thau (2019) in seinem Buch. Flora von Spreti, Philipp Martius & Florian Steger (2018) heben noch einmal die Bedeutung der Kunsttherapie hervor und bestätigen meinen Ansatz. Und schon genannt: Stephan Krawczyk (2020b) beschreibt den Prozess zwischen Vater und Sohn im täglichen Erleben. Er versucht, den Fragen und Wünschen des Sohnes authentisch zu begegnen. Das gelingt spielerisch, ist aber auch manchmal sehr mühevoll. Einfühlung, Geduld und Ideen sind gefragt. »Als Künstler der Anwesenheit tritt Stephan Krawczyk mit seinen Liedern und Romanen für eine Gesellschaft ein, die ihre Verantwortung für ein Miteinander auf Augenhöhe wahrnimmt (ebd., S. 87). Aus meiner Sicht ist das eine gesellschaftliche Vision. Kunst, Psychoanalyse und Mitgefühl können helfen, diesen Prozess auf Augenhöhe zu gestalten. Die Psychoanalyse zwischen unantastbar archiviert und analytischer Traumatherapie hochaktuell wird ihre Wirkkraft im 21. Jahrhundert weiter entfalten (Mertens, 2014).

Das wird also in dem sich nun anschließenden und dieses Kapitel beschließenden Teil transparent werden, die Fallvignette des Herrn D. (siehe auch Kapitel 3.7) – oder: vom »Zuhören zum Deuten« (vgl. Zwiebel 2007, 2013, 2019). Eindrucksvoll wird darin ein innerer Prozess ersichtlich. In meinem Vortrag »Vom Zuhören zum Deuten« (Bomberg, 2021b) beschreibe ich die Positionen von Ralf Zwiebel. Ergänzend komme ich zu Rolf Klüwer (2006), der die Bipolarität von Assoziieren und Fokussieren als grundlegendes Konzept im analytischen Prozess sieht. Zwiebel (2013, S. 220) stellt zusammengefasst die Frage: »Wann, wie, was und warum spricht der Analytiker?«

Die Deutung beinhaltet den Prozess des Erkennens einer Bedeutung. Der Begriff stammt aus der Philosophie, Religion, der Kunst und wurde erst später in der Psychologie, insbesondere der Psychoanalyse, angewendet. Hier dient die Deutung der Erhellung unbewusster Prozesse, der Aufdeckung latenter Widerstände, Übertragungsreaktionen, Fehlleistungen, Träume usw. Während die Deutung umgangssprachlich meist in Verbindung von Verhaltensweisen gebraucht wird, ist das Anwendungsgebiet der Interpretation (lateinisch *interpretatio*: Auslegung, Übersetzung, Erklärung) in starkem Maße die Literatur.

Im Prozess von Analytiker-Werden und Analytiker-Bleiben bespricht Zwiebel (ebd., S. 228) vier Schritte: zulassen, loslassen, fokussieren, sprechen. Schließlich beschreibt er die innere Arbeitsweise als einen Vorgang vom abwartenden Zuhören zum Deuten. Das abwartende Zuhören ist ein meditatives Element, so Zwiebel (2019, S. 78). Im Idealfall wird daraus ein Raum für die vielen Stimmen im analytischen Paar. Die Deutung ist der zweite kreative Akt der inneren Arbeitsweise des Analytikers und der Analytikerin. Wie kommt es nun zur Deutung? Aus der äußeren und inneren Vielstimmigkeit wird auf die Stimmen fokussiert, die sich immer wieder in den Vordergrund drängen (ebd., S. 81).

Verwiesen sei ebenfalls auf Carsten Spitzer, Annegret Boll-Klatt und Sebastian Euler (2020), die die Bedeutung von psychodynamischer Psychotherapie bei Traumatisierungen hervorheben.

Herr D. wurde 1950 als Nachkomme von Handwerkern geboren, die seit Generationen in einer kleinen Stadt in der thüringischen Rhön, direkt an der Werra lebten. Neben seinen Hafterlebnissen suchten ihn auch Kindheitserinnerungen heim. Nach Vorgesprächen, Wartezeit und stationärer Therapie konnten wir vor einem Jahr die Behandlung, eine modifizierte tiefenpsychologisch fundierte Einzeltherapie, beginnen. Die Strukturähnlichkeit als Passform spielt für die Behandlung grundlegend eine Rolle (vgl. hierzu Rudolf, 2005).

Zwischenzeitlich hatten wir nur sporadischen Kontakt. Die erste Stunde war eine Art Anknüpfung. Neben mir nahm nun ein fünf Jahre älterer, leicht ergrauter, schlanker Konditor und Koch Platz. Er erzählte vom Älterwerden, dass ihm vieles zu viel werde, und von seinem Garten nahe Berlin, einem wichtigen Zufluchts- und Ruheort.

In den nächsten Stunden sprach er über die Entwicklung vor der Inhaftierung, die Zuspitzung bis zur Haft und die Zeit danach. Während es für viele Betroffene zunächst Perspektiven gab, wurden diese dann typischerweise jäh unterbrochen. So war es auch bei ihm. In dieser ersten Phase sah ich meine Rolle zunächst darin, seine Erinnerungen empathisch zu begleiten und die Affekte Angst, Wut und Trauer zu containen.

In einer der Folgestunden brachte er mir einen kleinen Detektor, einen Mittelwellen-Empfänger mit. So etwas hatte ich noch nicht gesehen. Manche der anderen ehemaligen politischen Häftlinge, die bei mir in Behandlung sind oder waren, hatten von so einer Gerätschaft bereits berichtet. So war ich sehr gespannt. Wir schlossen die Einzelteile an und konnten im zweiten Anlauf tatsächlich einen kurzen Empfang herstellen. Nun bat ich ihn, zu diesem Gerät eine kurze Geschichte zu schreiben, um die Zusammenhänge besser zu verstehen. Der auf diese Weise entstandene Text befindet sich im Anschluss an die nun folgende Selbstdarstellung.

Ein Lebensweg

Die damalige Zeit war wohl sehr turbulent – die Amerikaner gerade abgezogen, die Russen präsent. Mein Vater war 1947 oder 1948 aus der Kriegsgefangenschaft nach Hause gekommen, hatte geheiratet – meine Mutter war noch nicht 20 Jahre alt und hatte im väterlichen Betrieb »losgelegt«. Der Lebenshunger dieser Generation muss riesig gewesen sein.

Das Grenzregime – die Grenze Hessen-Thüringen – begann ab Mitte der 1950er Jahre massiv das Leben der Bevölkerung zu beeinträchtigen. Vorher gab es wohl Streifen und Wachposten, jetzt kamen Stacheldrahtzaun und Beobachtungstürme dazu, und es waren auch Schüsse zu hören. Einmal im Jahr, in der Regel im Januar, besuchten wir unsere hessischen Verwandten im Nachbarort, Luftlinie 200 Meter – aber eine kleine Weltreise. Über Eisenach nach Bebra, das »Niemandsland« musste zu Fuß passiert werden. Noch heute sind mir die Bilder und die deprimierende Prozedur der Grenzkontrolle im Kopf.

Vor meiner Einschulung verbrachte ich den Tag überwiegend bei den Großeltern mütterlicherseits. Sie nahmen sich Zeit für mich. Oma und Opa waren sehr christlich. Ein Tischgebet, ein Abendgebet und auch das laute Lesen von Bibelpassagen gehörten zum festen Tagesrhythmus. Das Leben der Großeltern war bescheiden, sparsam und sehr natürlich. Ökologisch-alternativ würde man heute wohl sagen. Es gab Hühner und einen großen Garten für die Eigenversorgung. Opa sammelte Lindenblüten und Hagebutten für seinen Tee.

Mit Beginn der Schulzeit hatte ich auch tägliche Pflichten im elterlichen Betrieb zu übernehmen. Im Winter schon vor der Schule. In der restlichen Jahreszeit am frühen Nachmittag und nochmals am Abend. Vater achtete streng auf die Einhaltung dieser Zeiten. Bei Verstößen verstand er keinen Spaß! Soweit es die Zeit erlaubte, streiften wir durch die Felder und den Wald und immer wieder entlang der Grenze. Was gab es da für Wünsche und Sehnsüchte! Diese kurze Distanz – damals wohl unüberwindbar.

Heute glaube ich, bereits damals hat sich in meinem Innersten der »Willenskeim« aufgetan, sich nicht bevormunden zu lassen. Die Realität war aber, im Leben in der Sperrzone und zu Hause zu funktionieren! Mehrere Klassenkameraden »hauten« trotzdem in den Westen ab. Da aber noch nicht volljährig, waren sie vier Wochen später wieder da. Was zur Folge hatte, dass ganze Familien evakuiert wurden. Zwangsumsiedlung, weit weg von der innerdeutschen Grenze. Hoch und heilig musste ich meinem Vater mehrmals versprechen, nicht an solchen »Ausflügen« teilzunehmen. Er hatte große Angst vor Enteignung und Umsiedlung.

Unsere Orientierung war westlich. Ostfernsehen oder DDR-Radiosender gab es bei uns so gut wie nie. Die Eltern hatten das Geschäft, darum drehte sich absolut alles.

Mit 17 Jahren kam ich in die Lehre, in eine etwas größere Stadt, in ein Zimmer zur Untermiete. Meine Arbeitszeit begann um 4 Uhr früh – samstags sogar bereits um 3 Uhr. Schon dadurch verbrachte ich die meiste Zeit allein. Oft ging ich am Nachmittag zur Wartburg, zum Burschenschaftsdenkmal, aber auch zum Bahnhof. Dort hielten die Züge von Moskau über Frankfurt am Main nach Paris. Was für ein Fernweh! Mein möbliertes Zimmer hatte Ofenheizung, Wasserkrug und Waschschüssel. Geheizt habe ich selten. Um 20 Uhr war es an der Zeit, schlafen zu gehen. Samstagmittag, nach der Arbeit, fuhr ich im Zug nach Hause.

Die Wehrpflicht folgte der zweijährigen Lehrzeit und damit auch eine größere Stadt. Das erste Mal raus aus den engen kleinstädtischen Verhältnissen. Es war abwechslungsreicher, und ich wollte sehen, wissen, aufnehmen. Das neue Umfeld, die neuen Eindrücke, aber auch die Freiheit im Umgang mit meiner Zeit brachten mich zwangsläufig zum Nachdenken über Perspektive und Lebensorganisation.

Mit dem Ende der Wehrpflicht erwartete mein Vater sofortigen Antritt im elterlichen Betrieb. Doch ich wollte nicht! Der Krach war da – Magengeschwüre auch. Die Auseinandersetzung steigerte sich massiv. Die neue Arbeitsstelle musste ich aufgeben. Widerwillig unterwarf ich mich der väterlichen Forderung. Verständnis für meine Vorstellungen hatte keiner – ich ging in die innere Immigration. Heute, beim Schreiben dieser Zeilen, eingetaucht in diese bedrückende Zeit, verspüre ich wieder – oder besser immer noch – den nagenden inneren Zwist. Miteinander gesprochen haben wir nur das Nötigste.

Neben meinen Magenproblemen bekam ich Kopfschuppen und Haarausfall. Die Kopfhaut juckte. Mit einer Drahthaarbürste versuchte ich, die Schuppen auszukämmen – bis die gesamte Kopfhaut brannte und grindig wurde. Den psychosomatischen Hintergrund erkannte ich damals nicht.

Nach einigen Wochen allseitiger Quälerei und starker Anspannung habe ich, gegen den Willen meines Vaters, den elterlichen Betrieb verlassen. Im November desselben Jahres starb mein Vater mit 51 Jahren, unerwartet. Ich war 21 Jahre. Mit ihm im Streit und unversöhnlich auseinander gegangen zu sein, schmerzt mich bis zum heutigen Tag.

Wieder stand ich vor allergrößten Entscheidungen. Mutter erwartete meine sofortige Rückkehr. Ich hatte meine zweite Ausbildung begonnen. Am schlimmsten empfand ich die Vorstellung, ab sofort und den Rest meines Lebens in diesem Städtchen in der Sperrzone, auf das engste verbunden mit der Mutter, tagein, tagaus nur noch zu arbeiten. In mir sträubte sich alles!

Mutter liebte den Alkohol, rauchte unentwegt Zigaretten und nahm auffällig oft Tabletten (Titretta) ein. Ich war schlaflos, lief nachts durch den Ort, die Tage rasten nur so. Meine Lebensplanung stand gegen die elterlichen Vorgaben. Ein selbstbestimmtes Leben oder Schuld am Untergang der Familientradition. Es war hochgradig deprimierend. Meine Emotionen überdeckten jeden klaren Gedanken. Mein Magen rebellierte, Kopfschmerzen, Erbrechen und Haare fielen büschelweise aus. Meine körperliche und seelische Verfassung war letztendlich dafür ausschlaggebend, um Mutter meinen Entschluss mitzuteilen: Ich verzichte auf alles, bleibe aber nicht hier!

Sie schloss den Betrieb. Alles wurde verkauft. Bis heute empfinde ich keinerlei Reue und danke meinem Herrgott, mir Kraft für diese Entscheidung gegeben zu haben. Irgendwo, ganz tief in meinem Innersten, muss es wohl doch ein »schlechtes Gewissen« geben, die Lebensarbeit meiner Vorfahren nicht geachtet zu haben. »Nachwehen« einer stark geprägten Kindheit?

Ich verließ das Rhöner Städtchen, beendete meine zweite Ausbildung und fand interessante Arbeit. Wenn möglich, ging ich auf Reisen: Prag, Moskau, Bulgarien, auch mal nach Polen. Dann wurde es schwieriger. Meine innere Ausrichtung war nach wie vor gen Westen. Es gab regelmäßigen Kontakt zu nahen Verwandten, Besuche von Mutters Schwester aus dem Westen. Mein Zuhause war das Wohnheim der Betriebe. Eine eigene Wohnung schien aussichtslos. Dazu diese verlogene Politik, die öffentliche Verdummung der Bevölkerung. In mir gärte es unaufhaltsam.

Die Entscheidung fiel an einem lauen Sommerabend am Strand auf der Insel Rügen. Weit draußen auf der Ostsee fuhren die hell erleuchteten Schiffe wohl nach Dänemark oder Schweden, in die weite Welt. Hier das miefige, kleinkarierte, ewig gemaßregelte, ständig überwachte und von allerlei Engpässen in allen Lebenslagen kleinbürgerliche Dasein. Veränderung schien absolut nicht in Sicht. Ich musste wohl selbst aktiv werden.

Der erste Versuch mit bezahlter Hilfe und falschen Papieren schlug fehl. Die »grüne Grenze« zu riskant. Was blieb, war ein Ausreiseantrag und die Forderung, aus der Staatsbürgerschaft der DDR entlassen zu werden. Eine Lawine habe ich losgetreten! Vorladung zum Bezirksamt Lichtenberg, Abteilung Inneres. Vorladung und Aussprache in meiner Arbeitsstelle. Arbeitsfreistellung wegen Sicherheitsbedenken gegen mich! Zimmerdurchsuchung im Wohnheim, Polizeikontrolle auf der Straße. Mein Misstrauen und meine Angst gegenüber jedermann wurden grenzenlos.

Zu diesem Zeitpunkt war die Ausreisesituation kaum jemandem bekannt. Keinem konnte man sich mitteilen, mit niemandem beraten. Von meiner Sache war ich überzeugt, hatte Argumente, war aber wohl doch in meinem Auftreten zu ängstlich, zu zögerlich. Die staatliche Seite wollte mich »am ausgestreckten Arm verhungern lassen«. Absolut keine Reaktion. Es schien, als wäre ich Luft. Dafür war bald mein Magen wieder präsent.

Die Konferenz von Helsinki ließ mich hoffen. Das Geschwätz der DDR-Oberen empfand ich als reinen Zynismus und unerträglich. Ein Plakat mit der Aufschrift »Warum wird mir verbrieftes Recht von Helsinki nicht gewährt?« sollte behilflich sein. Vor meiner Brust und vor dem Zentralkomitee der SED hochgehalten. Ab diesem 24. Februar 1977 hat sich das »Schild und Schwert der Partei« sehr intensiv mit mir befasst. Sechs Monate U-Haft in Berlin-Pankow. Erst Einzelzelle, dann sechs Quadratmeter für zwei Mann, kein Fenster, dafür Glasbausteine. Das Bett von 6 Uhr früh bis 22 Uhr angeschlossen. »Hofgang« in einem garagengroßen Geviert. Vielleicht eine halbe Stunde, dafür aber nicht jeden Tag. Wie habe ich mir gewünscht, mal einen Horizont zu sehen.

Pankow folgten drei Wochen Sammelstelle Berlin-Rummelsburg. Nach Cottbus ging's im Barkas, in Handschellen, dunkel, kaum Luftzufuhr. Das kondensierte Wasser lief die Zellenwand runter! Nach etwa einem halben Jahr Verlegung nach Brandenburg, für mehr als ein Jahr. Das Misstrauen gegen jedermann, ständig in Abwehrstellung zu sein, immer in Angst, alles könnte umsonst sein, die fortwährend bedrohte Existenz: Das Erlebte, das Ertragene hat sich in diesen Jahren so in mir verfestigt, mich ganz und gar in Besitz genommen. Ich verlor die Übersicht, denke ich heute.

Nach meiner Haftentlassung und meinem Freikauf durch die Bundesrepublik fing ich wieder bei Null an. Mit einem Stadtplan von Berlin und 200 DM in der Tasche stand ich am Flughafen Tegel voller Zuversicht und Elan. Es ging vorwärts. Fast alle Kontakte zur »alten Zeit« habe ich bewusst abgebrochen. Nur weg von diesem Themenkreis, von diesen Verstrickungen. Über viele Jahre ging alles gut. Ein sensibler Einzelgänger bin ich geblieben. Es ist mir wohl nicht gelungen, mich von dem damals ganz bestimmt notwendigen, vielleicht sogar lebenserhaltenden Rückzugsverhalten zu lösen. Es ist in mir – zäh und eingebrannt.

Eines Tages dann traf mich völlig unvorbereitet die sehr herablassend vorgetragene Mitteilung der Geschäftsleitung, kurzfristig meinen Arbeitsplatz zu verlieren, und gleichzeitig gab es familiäre Auseinandersetzungen bezüglich meiner Lebensweise. Das zeigte das Maß des für mich noch Erträglichen deutlich an: massive Magenprobleme, Schlaflosigkeit, Kopfschmerzen, Albträume, die »alte Zeit« war sofort wieder präsent.

Existenzangst über allem. Abwechselnd wunde Haut im Ohr, in der Nase, am After. Gewichtsverlust. Scheinbar war ich entrückt, im Nebel, nicht so richtig anwesend. Erst das langsame »Auftauen« bei Dr. Bomberg, das Loslassenkönnen, das Verstandenwerden, mein zaghafter Versuch, mich zu öffnen, sensible Lebensbereiche besprechen zu können, in hohem Vertrauen zu reden, hat mich wieder stabilisiert. Sechs Wochen psychosomatische Klinik Bad Grönenbach, weit weg von den auslösenden Umständen, war für meine Ausrichtung von großer Bedeutung. Ich danke Herrn Dr. Bomberg sehr für seine vertrauliche Nähe und unsere regelmäßigen Zusammenkünfte. Was die äußeren Umstände aus einem kleinen Leben doch so bewirken können.

Psychodynamische Überlegungen I

Aus dem geschilderten Lebensweg lassen sich markante Stichpunkte festhalten, unter anderem: Nachkriegszeit und Kriegsrückkehr des Vaters (Traumatisierung?); viel Arbeit und großer Lebenshunger; Eltern an die Arbeit gebunden und ausgleichende Großeltern; Erwartung des Vaters, das Geschäft zu übernehmen; Erwartung des Staates, den Sozialismus zu gestalten; der Vater gibt ihn nicht frei, der Staat gibt ihn nicht frei; ausgeprägte Schuld und Schamkonflikte, schuldgebundene Objektbeziehungen. – Herr D. formulierte folgende Therapieziele:

1. Begleitung des Arbeitskonfliktes
2. Abbau von Albträumen (Tagträume aus dem Gefängnis, Ängste, Unsicherheiten)
3. Abbau von Magen-Darm-Beschwerden
4. Ursachen der Beschwerden herausfinden, versorgungsrechtliche Fragen (GdB, GdS)

In den folgenden Stunden ging es um seine Freiheitswünsche und seinen Reisedrang, den er nach seiner Ausreise ausleben konnte. Zu seinen schönsten Reisen zählten die nach Australien, Indonesien und Mexiko.

Während der Haft hatte er Englisch gelernt, eine Art Fortbildung im Gefängnis. Für ihn war das eine konstruktive Ablenkung. Auf meine Frage, ob er es manchmal bereut habe, dies alles auf sich genommen zu haben, antwortete er nach einer kurzen Pause: »Nein, aber es war doch hart.« Beim nächsten Mal brachte er mir die Beschreibung zum Detektor mit, darauf ein Tauchsieder, wie er im Gefängnis verwendet wurde, allerdings als Nachbildung im Gegensatz zum Empfänger. In den Sitzungen ging es auch immer wieder um familiäre Themen: der Vater ein Eigenbrötler, beide Eltern streng und hartherzig, die Ehe der Eltern zerstört. Das Haus der Eltern wurde bald nach der Wende abgerissen und neu gebaut.

Anfang des Jahres starb seine Mutter mit 83 Jahren – für sie eine Erlösung. Er erlebte ihre letzten Atemzüge und konnte etwas trauern, die Verbindung war nicht so eng. Die Erinnerungen daran, wie die Eltern tranken, kamen immer wieder hoch. Er erzählte die Geschichte seiner Ausreise und immer wieder Haftsituationen. Ich hörte zu, sagte wenig, teilte seine Gefühle. Eine wichtige Entlastung stellte die vorzeitige Berentung mit 63 Jahren dar, bei der ich als Befunderheber mitwirkte.

Einen existenziellen Zufluchts- und Schutzort stellt sein Garten in der Nähe von Berlin dar. Dort habe er seine Ruhe und könne vor sich »hinwursteln«. In seiner jetzigen Partnerschaft, die bereits sieben Jahre besteht, gebe es immer wieder Nähe-Distanz-Probleme. Die Partnerin möchte es ganz eng und habe auch viel Kontakt zu ihrer Familie. Er dagegen sei am liebsten allein.

Wenn ich zu Beginn einer Therapiestunde noch mal raus musste, nahm er stets erst dann Platz, wenn ich zurückkehrte. Doch neulich saß er schon. Da rutschte mir heraus: »Jetzt wirkt die Therapie. Sie sitzen ja schon.« Daraufhin mussten wir beide lachen. Das hatte etwas Befreiendes, war aber auch riskant, weil es so spontan kam.

In einer der folgenden Stunden kam er nicht, rief aber bald an und entschuldigte sich, dass er unseren Termin beim Rasenmähen völlig vergessen habe. In der Stundenausfallregelung räume ich immer eine verpasste Stunde ein, bevor es zur Zahlung kommt. Der psychodynamische Hintergrund hierfür könnte aggressive Gefühle bilden. Herr D. macht schließlich sonst immer gut mit. Im Sinne der Schulddynamik ist dem Geschehen ein positiver Blickwinkel abzugewinnen: Er traut sich, nicht zu kommen, und versucht, die Schuldgefühle auszuhalten. In der nächsten Stunde schämte er sich für die ausgefallene Stunde. Durch meine Reaktion konnte er sich jedoch beruhigen.

In der letzten Stunde berichtete er, dass er die Asche seiner Mutter auf einem hohen Berg in der Rhön unter Beisein von Bruder und Tochter ausgeschüttet habe. Es sei ein wichtiger Akt gewesen. So wollte es die Mutter. In dieser Stunde bekam ich – möglicherweise stellvertretend für ihn selbst – starke Trauergefühle, als es um die Mutter und sein Fernweh ging.

Die Behandlung steht kurz vor der Umwandlung von einer Kurzzeit- in eine Langzeittherapie. Herr D. brauchte Zeit, um Vertrauen aufzubauen. Nun können wir Schritt für Schritt weiter gehen. Was nun folgt, ist der Text von Herrn D. über den erwähnten Radioempfänger, den Detektor.

Ein Detektor in schwierigen Zeiten

Dieser kleine unscheinbare Detektor wurde im Januar 1978 im Zuchthaus Brandenburg von einem Gefangenen, natürlich illegal und sehr heimlich, angefertigt. Ich selbst musste damals im Schichtsystem in der ELMO [= Elektromotorenwerkstatt] arbeiten. In einer Werkhalle wurden an langen Tischen – nach Leistung! – Elektromotoren gewickelt. Werkzeuge und Material für so ein kleines Gerät waren also vorhanden. Es brauchte nur noch einen stillen, verschwiegenen Ort und natürlich das entsprechende Wissen, so eine Verbindungsgerätschaft zur Außenwelt zusammenzulöten.

Ich war regelrecht süchtig nach ungefiltertem Wissen über die Lebensumstände draußen, über das politische Weltgeschehen. Einzelheiten der Kontaktaufnahme zu diesem begnadeten Radiobastler weiß ich nicht mehr. Er muss damals so um die 30 Jahre gewesen sein, und er trainierte so etwas wie Karate an einem alten Matratzenteil ... und er war Bettnässer. Rückblickend – nach so langer Zeit – wohl auch eine vergewaltigte Seele und im DDR-sozialistischen Sinne kaltschnäuzig weiterverbogen.

Jedenfalls hatte er mir dieses Teil gebaut und für den sagenhaften Preis von 40 Haftmark verkauft. Diese Summe entsprach etwa einem damaligen Monatseinkommen von mir. Alles Zubehör war einzeln zerlegbar und somit getrennt zu transportieren und zu deponieren. Öfters gab es nach Schichtende Taschenkontrollen und auch während unserer Abwesenheit Zellendurchsuchungen.

Der Hörer ist aus einer ehemaligen Pillendose von GERMED [= ein pharmazeutisches Kombinat] gefertigt, den nötigen Draht für Antenne und Batterieanschluss gab es in der Werkhalle. Wesentlich schwieriger war allerdings die kostspielige Anschaffung einer aufgeladenen Batterie. Wenn ich mich recht erinnere, gab ich dafür mal eine Schachtel »Rothändle«-Zigaretten. Selbst zwar Nichtraucher, hatte ich immer ein paar Schachteln im monatlichen Paket, die »Erleichterung« auf verschiedenen Gebieten brachten. Als glücklicher Besitzer dieser »prähistorischen Infobox« habe ich am Abend gewartet bis das Licht gelöscht wurde – das war so gegen 22 Uhr –, dann habe ich im Bett liegend still und leise alle Einzelteile zusammengebaut und die »Abhöranlage« in Betrieb genommen.

Zu diesem Zeitpunkt waren wir eine »gemischte Truppe« von zehn Mann in enger häuslicher Gemeinschaft in Doppelstockbetten (nur am Rande: ich habe auch Erfahrung mit 24 Mann dreifach übereinandergestapelter Schlafmöglichkeit). Erwähnenswert wäre noch die Wohltat, dort wenigstens eine separate Toilette benutzen zu können. Wer, wie ich, die morgendliche Geselligkeit beim diesbezüglichen Anstehen nur schwer ertragen konnte, musste halt sein Tagwerk unter gehörigem Druck beginnen.

Heimlichkeit beim Abhören von »Feindsendern« war zwingend. Es war immer damit zu rechnen, dass der eine oder andere »Lebensabschnittsgefährte« Information gegen Vorteil tauschte. Neben dem herben Verlust der Gerätschaft wäre Schreibverbot und Paketentzug zu erwarten gewesen. Der RIAS war am besten zu empfangen (»Lügen haben kurze Beine, der RIAS hat besonders kleine« – Zitat von Karl-Eduard von Schnitzler im schwarzen Kanal aus dieser Zeit). Jede Meldung, jede Information, speziell aus dem Bereich innerdeutsche Beziehungen habe ich regelrecht aufgesogen, immer in der Hoffnung, endlich abgeschoben zu werden.

Über Monate hatte ich diesen kleinen »Seelentröster« nach Gebrauch gut in Folie eingepackt und mit einem Gummi verschlossen in einem Hohlraum des Fenstergitters von außen versteckt. Bis es mir eines Tages während eines turbulenten »Monatssprechers« gelang, das Teilchen mitzugeben. In Brandenburg waren die Überwachung und Kontrolle der Besuchertreffen lange nicht so bissig und bösartig wie in Cottbus. Das lag wohl an der speziellen Mischung des »Publikums«.

Über 30 Jahre lang lag der kleine Detektor bei mir im Schreibtisch. Hin und wieder stieß ich eher zufällig darauf. Dass er mich noch mal dazu bringen würde, ein paar Zeilen darüber zu schreiben, hätte ich auch nicht gedacht – freut mich aber doch. Vielleicht investiert ja mal ein »Nachkommender« beim Betrachten dieser kleinen Schachtel ein paar Gedanken in eben diese ganz speziellen DDR-Erlebnisse eines damals jungen Mannes, der nur hinaus in die weite Welt wollte.

Psychodynamische Überlegungen II

In der weiteren Behandlung ging es vor allem um die Entfaltung regressiver Vaterwünsche und den Abbau von Schuldgefühlen. Durch empathische Spiegelung über einen Zeitraum von mehr als fünf Jahren im Rahmen einer modifizierten analytischen Psychotherapie soll das Selbstbewusstsein gestärkt und Selbstliebe entwickelt werden. Das Verständnis der Träume mit den verfolgenden Objekten und eine kontinuierliche Trauerarbeit konnten schrittweise Verbesserungen erreichen.

Herr D. verinnerlicht mich als stabilisierendes Objekt. Meine innere Couch (vgl. auch Zwiebel, 2019) sind Erlebnisse in einer ähnlichen Landschaft Westthüringens und in einer Gefängniszelle. In einer Stunde erzählte mir Herr D. von seinem starken Fernweh, wenn er Interzonenzüge in einer bekannten Grenzstadt sah. Ich wurde plötzlich so traurig, dass ich kurz heftig weinen musste, und entschuldigte mich für meinen starken Ausbruch, denn so etwas ist doch selten in Therapien. Er antwortete nur: »Ich bitte Sie.« Es war der vielleicht engste Moment in der Therapie. Hier ist der starke Affekt selbst die Deutung. Das geschieht selten. Meistens arbeiten seine und meine Gedanken und Gefühle längere Zeit in mir, bevor es zu Anmerkungen, Hinweisen, Deutungen kommt.

Heute lebt Herr D. zurückgezogen, doch in Harmonie mit der Natur. Die Schuldgefühle gegenüber dem Vater sind weniger geworden. Mit der Mutter ist er ausgesöhnt, mit dem Bruder noch nicht. Die Lehre aus der Corona-Pandemie ist für ihn, den Blick auf das Wesentliche nicht zu verlieren. Außerdem glaubt er, dass die Natur sich auf diese Weise wehrt gegen den Raubbau, der an ihr durch den Menschen stattfindet. Eine andere Patientin und er sagten unabhängig voneinander ganz ähnlich, dass der Mensch ja nie richtig zufrieden sei. Irgendwas fehle jedem immer. Diese Aussage finde ich beachtlich. Schließlich ist sie auch Gegenstand jeder Psychoanalyse.

Wie könnte ein Fazit zum momentanen Zeitpunkt aussehen? Die Verfolgungsgeschichte von Herrn D. ist gelindert, aber nicht weg. In Triggersituationen können je nach Tagesform und Seelensituation Depressionen,

Intrusionen, Ängste und vegetative Übererregbarkeit sowie psychosomatische Reaktionen wieder auftreten. Herr D. hat aber gelernt, besser damit umzugehen. Die Themen Trauer, Versöhnung und Entlastung von Schuldgefühlen stehen im Mittelpunkt. Eine Supervisorin brachte die Gedanken ein: »An der Grenze sitzen und weinen. Zu den Eltern: Ich habe euch verlassen, aber bleibe mit euch verbunden. Bitte bleibt auch ihr mit mir verbunden.« Das hat mich sehr berührt.

Freiheit und *Verantwortung* bedeuten in dieser Therapie, dass mich Herr D. als gutes Objekt in der Auseinandersetzung mit den verfolgenden Objekten verinnerlichen konnte. So ist er standfester, aber nicht unverletzbar geworden. Ohne seine eigenen Ressourcen wäre das wiederum nicht möglich gewesen (vgl. Antonovsky, 1997). Hierzu und auch als eine Art Ausklang für dieses gesamte Kapitel, ehe im folgenden Kapitel weitere Protagonistinnen und Protagonisten zu Wort kommen, passt ein kurzes Gedicht des Mikrobiologen und Schriftstellers Hans-Curt Flemming (1983):

Vergangenheit

als ich versuchte
aus meiner Vergangenheit
die schwarzen Stellen
zu entfernen
spürte ich
dass ich dabei war
mir bei lebendigem Leibe
die Haut abzuziehen

3 Fallbeispiele

In diesem Kapitel kommen alle Protagonistinnen und Protagonisten, die auch schon bei den bisherigen Publikationen mitwirkten, wieder zu Wort. Dazugekommen sind Frau P., Herr S3, Frau V., Herr E., Frau J.-P., Frau K. und schließlich Herr K. So sind es insgesamt 25 Menschen, die sich im Folgenden zur Thematik äußern. Hier werden im Längsschnitt, in der Langzeitdokumentation, die Spätfolgen, die *Seelischen Narben*, dieser Menschen dargestellt.

Ihre Verfolgungszeiten liegen überwiegend in den 1970er und 1980er Jahren in der DDR. Ehemalige politische Häftlinge aus den 1950ern und 1960er Jahren habe ich vereinzelt auch in meinen Sprechstunden empfangen. Es geht um die Selbstverarbeitung und Selbstverschriftlichung des Themas. Manche Betroffene haben ganz früh damit begonnen, manche erst sehr viel später, teilweise angeregt durch ihre Therapie und durch Bücher wie dieses.

Was sind die gebliebenen seelischen Narben? Kann ich damit leben? Bin ich versöhnt mit mir? Das sind tiefgehende Fragen, die noch nicht vollständig beantwortet werden können. Inwieweit helfen die Kategorien *Freiheit* und *Verantwortung*, um sich damit weiter auseinanderzusetzen?

Die Coronakrise ist auch an uns nicht spurlos vorübergegangen, ist präsent und nimmt verständlicherweise daher auch in den hier versammelten Gedanken, Empfindungen und Äußerungen ihren Platz ein. Bei manchen wurden die Ängste in dieser Krisenzeit verstärkt, andere konnten die Zeit produktiv für sich nutzen. Manche wehren sich auch gegen die Angst, die von bestimmten Stellen geschürt wird. In die Selbstdarstellungen fließen einige Eindrücke und Verarbeitungsansätze mit ein. Wichtig war in jedem Fall, dass der Beziehungsfaden zu mir gehalten wurde.

Frau Büchel (3.1) und Herr Kuhn (3.2) sind erfolgreiche Künstler. Das erzeugt Anerkennung und Linderung. Ähnlich ist es bei Herrn F. (3.10), der weiterkämpft – doch im Aufarbeitungsprozess wird seine Kompetenz zu wenig genutzt, was seine Wut wiederum erhöht; er schreibt an seiner Biografie –, Herrn K.-H. (3.14), der immer wieder existenzielle Ängste durchlebt – hier treffen alte und neue Wunden zusammen; durch seine künstlerische Arbeit erhält er Halt –, und beim OV »Sänger« (= Operativer Vorgang) (3.9), der biografische Ergänzungen vornimmt und seine seelischen Narben aktualisiert. Frau Büchel hat das Titelbild *Das Kaputte und das Zarte* (2011) für dieses Buch geschaffen. In der Kollage ist das eigene Erleben zu spüren.

Frau O. (3.3) wurde von ihren Eltern (beide staatstreu) als renitente Jugendliche in der Psychiatrie zwangsuntergebracht. Von dort aus konnte sie fliehen. Als sie dann die Grenzen der DDR überqueren wollte, wurde sie gefasst und hart bestraft. Als 17-jährige musste sie drei Jahre im berüchtigten Frauengefängnis Hoheneck absitzen. Ebenfalls schon als Jugendlicher traumatisiert wurde Herr M. (3.4). Er beschreibt in seinen drei Jahren Gefängnis die Brutalität der Selbsterziehung. Was ist bei ihm geblieben? Woran leidet er noch heute? Bei Herrn S. (3.5) sind es Träume oder die von ihm so bezeichneten »Links«, durch die er immer wieder mit seiner Vergangenheit konfrontiert wird. Von ihm wählte ich ein paar Geschichten aus.

Herr D. (3.7), der bereits in Kapitel 2 zu Wort kam, schildert sein Ausreiseschicksal von zweieinhalb Jahren Gefängnis auf der Grundlage seines unbändigen Freiheitsdranges. Herr L. (3.6) konnte mit dem Thema Freiheit und Verantwortung zunächst wenig anfangen. Er war kein politischer Häftling, aber ein von Zersetzung Betroffener. In der Annäherung an die Thematik konnte er wichtige Entdeckungen machen. Frau J. (3.8) musste ebenfalls keine Gefängniserfahrung machen, leidet aber bis heute an den Folgen ihrer Zwangsadoption.

Frau B. (3.11) spürt ihre seelischen Narben bei Dauerbelastung besonders. Sie lernt, dass sie die psychischen und körperlichen Begrenzungen akzeptieren muss. Herr G. (3.12) schöpft neue Kraft aus der Aufarbeitung, die eine Ressource von ihm ist. Die körperlichen Einschränkungen machen ihm zu schaffen. Hier zeigt sich einmal mehr, dass ehemaligen politische Häftlinge in der DDR ein erhöhtes Gesundheitsrisiko haben.

Frau U. (3.13) hat ein multiples Schmerzsyndrom als Ausdruck tiefer seelischer Verletzungen durch politische Haft und Kindesentzug. An dieser Stelle soll hingewiesen sein auf Verena Strüver (2013), die sich in ihrer Masterarbeit mit Zwangsadoption im Erziehungssystem der DDR beschäftigt.

Frau T. (3.15) bäumt sich kontinuierlich gegen ihr Trauma auf, gestaltet aktiv und fühlt sich freier. Manchmal ist sie traurig, dass nicht alles weg geht, nicht Heilung, doch Linderung möglich ist. Herr V. (3.16) merkt die seelischen Narben durch starke psychische Schwankungen. Er wendet Schlimmeres ab, indem er im Umgang mit der chronifizierten posttraumatischen Belastungsstörung neue Zugänge erschließt. Er fühlt sich jedoch insgesamt besser, leidet aber unter der Unberechenbarkeit der seelischen Traumatisierung zusätzlich noch aufgrund psychotischer Anteile innerhalb der chronischen posttraumatischen Belastungsstörung. Da er für neue Ansätze sehr offen ist, mildert er seine Erkrankung.

Herr S3 (3.19) ist in einer anhaltenden Lebenskrise. Das ist seine seelische Narbe. In einer Falldarstellung werden die Zusammenhänge beschrieben. Bei Frau B2 (3.20) konnten die seelischen Narben im Alltagserleben gelindert werden. Frau P. (3.18) leidet erheblich an den seelischen Narben ihrer Traumatisierung durch politisierte Medizin. Die Verantwortungslosigkeit der Täter macht sie gesundheitlich unfrei.

Frau V. (3.21) stellt sich ihren seelischen Narben in der Zeitzeugenarbeit und lindert sie dadurch zugleich. Auch Herr E. (3.22) wollte sein Schicksal als mahnendes Beispiel weitergeben. Herr S2 (3.17) wiederum wird im Aufarbeitungsprozess weitestgehend ignoriert. Das erzeugt eine grenzenlose Wut, die in starkem Maße autoaggressiv metabolisiert wird. Neben unseren Gesprächen ist Johann Sebastian Bach sein Therapeutikum.

Auch Frau J.-P. (3.23) spürt die Auswirkungen von Haft und Verfolgung bis heute. Ihre soziale Kompetenz zeigt sich im Maskenprojekt. Frau K. (3.24) stellt in einem Interview die Folgen von Zwangsarbeit heraus, unter denen sie noch heute leidet. Herr K. (3.25) wehrte sich mit den Mitteln der Kunst für mehr Freiheit und Demokratie im real existierenden Sozialismus, was ihm als OV »Kalender« eine politische Haft von vier Jahren und drei Monaten einbrachte. Davon saß er von Februar 1978 bis August 1979 19 Monate ab.

Durch die Langzeitdokumentation über 15 Jahre (*Unsichtbare Wunden*, 2005; *Verborgene Wunden*, 2015; *Heilende Wunden*, 2018) werden Entwicklungen sichtbar mit Besserungen und Anerkennung der Realität, nämlich der seelischen Narben. Doch ehe nun diese Menschen selbst das Wort ergreifen und auf ihre je eigene Weise sich äußern, möchte ich noch ein kurzes Interview mit Herrn L2 voranstellen, um die Vielfältigkeit der seelischen Narben im Seelischen und Körperlichen aufzuzeigen, sowie im Anschluss knapp das Schicksal von Herrn W. skizzieren, der noch immer voller Trauer und Wut sich Schritt für Schritt um Aufarbeitung und Versöhnung bemüht. Dazwischen steht Herr K2, der die Brücke der seelischen Narben bildet.

Herr L2 (Jg. 1967) war als Jugendlicher vier Monate in Torgau (geschlossener Jugendwerkhof) und dort den Übergriffen und der Willkür des Personals ausgesetzt. Sein Vater war Offizier der Staatssicherheit. Vater Staat und die Familie behandelten ihn nicht gut. Seine Eltern lebten seit seinem zweiten Lebensjahr getrennt, er wuchs mit seinen Geschwistern bei seiner Mutter auf, seinen Vater sah er bis 1996 nie.

Int.: Gibt es so etwas wie Spätfolgen oder seelische Narben nach all dem, was Sie in der DDR erleben mussten?

Herr L2: Ja, die gibt es, leider. Es fängt mit den körperlichen Erkrankungen nach einer solchen willkürlichen, politisch motivierten Haft an. In meinem Fall sind beide Kniegelenke nachhaltig geschädigt, mussten schon fünfmal operiert werden. Meine Lendenwirbelsäule ist reichlich ramponiert, ich habe eine Steilstellung und vorgewölbte Bandscheiben mit Kalkanlagerungen, und ich habe Probleme mit den Gelenken im Becken, sprich mit dem Iliosakralgelenk und mit den Facettengelenken. Dazu kommt noch eine chronische Colitis ulcerosa und eine chronische Pankreatitis, wegen Mangelernährung während meiner Haft, sowie eine COPD, also eine Erkrankung der Lunge.

Aber das ist leider nicht alles, über allem »schwebt« eine Posttraumatische Belastungsstörung, einhergehend mit schweren depressiven Phasen. Das erleichtert den Gesamtzustand nicht wirklich, ganz im Gegenteil. Was eine PTBS alles so an Symptomatik aufweist, also angefangen von Ein- und Durchschlafstörungen, Albträumen, Angstzuständen, stetigem Misstrauen gegenüber allem Fremden, da vor allem gegenüber fremden Menschen, und so vieles mehr – das muss ich sicher nicht näher erläutern.

Insgesamt habe ich einen Grad der Behinderung von 80 und der Grad der Schädigungsfolgen wurde mit 50 eingestuft.

Int.: Wie würden Sie diese beschreiben?

Herr L2: Die körperlichen Beeinträchtigungen behindern mich vor allem im Lebensalltag. Es ist nicht angenehm, wenn man einen längeren Tagesausflug plant und sich schon im Vorfeld Gedanken darüber machen muss, wie man am besten anderen Menschen aus dem Weg gehen kann und wo man die nächste öffentlich zugängliche Toilette findet.

Auch damit jederzeit wieder rechnen zu müssen, einen »Hexenschuss« zu bekommen, sprich eine Blockade des Iliosakralgelenks, ist nicht erbauend, das ist äußerst schmerzhaft und bedarf intensiver physiotherapeutischer Behandlung, gegebenenfalls sogar lokale Anästhesie, also Spritzen. Die COPD ist äußerst hinderlich beim Treppensteigen und auch beim Fahrradfahren, obwohl ich letzteres eigentlich recht gern mache, auch um meine Knie schonend in Schuss zu halten. Wegen der Colitis ulcerosa zum Teil tagelang nicht außer Haus gehen zu können, weil man fast nur noch auf der Toilette ist, ist auch nicht gerade witzig.

Int.: Wie gehen Sie heute damit um?

Herr L2: Ich habe eine sehr gute Hausärztin und einen ebenso sehr guten Facharzt für Psychotherapie, ohne solche Ärztinnen und Ärzte könnte ich meine Alltagsprobleme kaum noch selbst bewerkstelligen. Zum Glück bin ich zu einhundert Prozent erwerbsunfähig geschrieben, muss also bis zum Erreichen meiner Altersrente nicht mehr arbeiten. Mit meinen gesundheitlichen Einschränkungen wäre eine berufliche Tätigkeit an einem ganz normalen Arbeitsplatz auch gar nicht mehr möglich.

Ich selbst versuche alles, um mir meine Gesundheit soweit es geht halbwegs zu erhalten, zumindest den Status quo zu sichern. Meine Freizeit gestalte ich entsprechend und bei Problemen weiß ich, wo ich Hilfe anfordern und auch erhalten kann. Mir hat im Übrigen immer Musik geholfen, wenn ich psychisch sehr angespannt war. Das heißt nicht, dass ich selbst Musik mache, aber ich höre leidenschaftlich gern gute Musik, das geht quer durch alle Genres. Auch gute Literatur kann helfen, um mal wieder auf andere Gedanken zu kommen. Und ich habe in den letzten über 20 Jahren sehr viel für die Aufarbeitung der SED-Verbrechen getan, auch öffentlich durch Zeitzeugengespräche und Seminare. Ich unterstütze Autoren und Autorinnen beim Schreiben ihrer thematisch einschlägigen Bücher, habe an einem großen Theaterprojekt am Dresdner Staatsschauspiel teilgenommen als Berater, Zeitzeuge und Darsteller und ich stand den Medien zur Verfügung. Das gibt einen gewissen Grad an Genugtuung und es gibt einem auch ein Stück weit das Selbstwertgefühl zurück, das die SED versucht hat zu zerstören.

Für meine Haftfolgeschäden wurde ich bereits vom Landesversorgungsamt vollumfänglich entschädigt, also zumindest finanziell.

Herr K2 wiederum sagt von sich, dass er zwar älter, aber nicht erwachsener geworden sei. Er leidet bis heute unter Albträumen und Depressionen. Er hatte einen Riesenstrauß von Möglichkeiten, die er jedoch nicht nutzte. Kann man das versöhnen? Die Frage bleibt offen. Seit sechs Jahren arbeitet er als Zeitzeuge in Hohenschönhausen. Neuerdings fährt er auch als Zeitzeuge an Schulen nach Bayern. Daraus zieht er Bestätigung und Anerkennung.

Auch das Beispiel von Herrn W. zeigt, wie lange die Traumatisierungen fortwirken und wie schmerzvoll die seelischen Narben sein können. Seine Familie kam ursprünglich aus Oberschlesien. Sein Vater wollte nach dem Krieg nicht in der polnischen Armee dienen und stellte einen Übersiedlungsantrag in die BRD. Dieser wurde nicht genehmigt. Er durfte aber mit seiner Frau in die DDR ausreisen. Ende der 1950er Jahre wurde Herr W. geboren. Danach noch zwei Brüder im Abstand von jeweils vier Jahren. Der mittlere Bruder hat eine Behinderung und unternahm drei Fluchtversuche. Nach der Armeezeit von Herrn W. stellte schließlich die ganz Familie einen Ausreiseantrag in die BRD; die Ausreise erfolgte 1982.

Herr W. wollte seine Verlobte nachholen und unternahm mit ihr im gleichen Jahr einen Fluchtversuch im Auto. Er wurde zu drei Jahren und zehn Monaten Freiheitsentzug wegen Paragraf 132 »Menschenhandel« verurteilt. 16 Monate saß er schließlich ab und wurde 1984 vom Westen freigekauft. Seine Verlobte wurde nicht verhaftet, sondern sollte von der Staatssicherheit zurückgewonnen werden. Ein Freund, der auf ihn als IM angesetzt war, sagte ihm, dass sie mittlerweile viele andere Männerbekanntschaften hätte. Daraufhin rief er seine Verlobte an und beendete die Beziehung.

In der Folgezeit wurde ein Studium in der BRD abgelehnt, da er als Krimineller und nicht als politischer Fall in den Akten geführt wurde. Er betätigte sich in anderen Arbeitsfeldern und gründete eine Familie, aber die Vergangenheit ließ ihn nicht los. Immer wieder hatte er Depressionen und Ängste. 15 Jahre später brachte er diese Beschwerden mit seinen früheren Erlebnissen in Zusammenhang. Vor fünf Jahren stellte er sich bei mir vor, und wir versuchen seit dieser Zeit, die Dinge zu entwirren.

Zunächst erreichte er, dass sein Fall im Nachhinein als politisch anerkannt wurde. So erhält er seit 2017 die Opferrente. Er fand auch heraus, dass der ehemalige Freund ein IM war mit dem Auftrag, die Beziehung zu seiner damaligen Freundin zu zersetzen. Sie war 1985 in die Schweiz ausgereist und hatte dort eine Familie gegründet. Es war lange unklar, ob er der Vater ihres Sohnes ist. Diese Ungewissheit bedrückte ihn über Jahre. Mittlerweile kann er mit ihr wieder reden und sie sagte ihm, dass ihr Sohn nicht von ihm sei. Das entlastete und schmerzte ihn. Die Freundin weiß vermutlich noch nichts von der Zersetzung. Es gibt weitere Annäherungen für klärende Gespräche.

Heute ist Herr W. voller Trauer und Wut auf die Verursacher. Er muss sich täglich ablenken, um nicht in der Trauer zu versinken. In seiner weiteren Therapie wird es um Trauerarbeit, Aufarbeitung und Versöhnung gehen.

3.1 Frau Büchel: Schweigen ist nicht die Lösung

Die Freiheit, in der ich aufgewachsen bin in Thüringen, endete am sogenannten sozialistischen Schutzwall. Als ich mich das erste Mal in meinem Leben mit dem Wort Freiheit auseinandergesetzt habe, war ich ungefähr zehn Jahre alt. Als ich realisierte, was es bedeutet, wirklich frei zu sein, hatte ich bereits im Alter von 14 Jahren mehrere Konflikte als rebellierende und freiheitsliebende Jugendliche gegenüber Lehrern, Eltern, Polizei und Staatssicherheit. Letztendlich landete ich hinter Gittern und wurde eines der vielen Opfer erziehungspolitischer Fehlentscheidungen. Die mir damals zugrunde gelegten Taten rechtfertigten in keinster Weise die mir auferlegte Strafe, für die ich teilweise vom Landgericht Berlin rehabilitiert wurde.

Nach fast vier Jahren eines gescheiterten Umerziehungsprozesses in der ehemaligen DDR wurde ich dann mit nahezu 18 Jahren stigmatisiert in die sogenannte Freiheit entlassen. Bis dahin hatte ich alles verloren und fühlte mich komplett entwurzelt. Es war nicht ganz einfach, sich wieder in einem normalen Alltag zurechtzufinden und zu verstehen, dass Freiheit jeden Tag eine neue eigene Entscheidung bedeutet, das Produkt meiner eigenen Fantasie.

Es würde wohl nicht ganz der Wahrheit entsprechen, zu sagen, dass man als Künstler vollkommen frei ist, aber es ist eine kreative Aufgabe der Selbstbestimmung, die es ermöglicht, mich auf eine besonders intensive Art und Weise mit den Dingen der Vergangenheit und der Zukunft auseinanderzusetzen. Tatsachen, über die Jahrzehnte geschwiegen wurde, haben sich dadurch verändert, auch wenn sie für immer unvergessen bleiben. Dass Schweigen nicht die Lösung ist, erkannte ich erst viele Jahre später.

Die Vergangenheit kann man nicht mehr rückgängig machen. Wenn es mir heute gelingt, im Hier und Jetzt authentisch zu leben, dann fühle ich mich frei, wenn ich mit Achtung und Respekt allen Lebewesen gegenüber gesund jeden Tag meines Lebens bewusst und intensiv genießen kann, um das zu tun, was mir wirkliche Freude bereitet und meine wahre Bestimmung ist.

Besonders frei und inspiriert fühle ich mich, seit ich erkannt habe, dass die Natur einer der wichtigsten Bestandteile meines Lebens, stets Lehrer und gleichzeitig auch Zufluchtsort ist. Ich unternehme Spaziergänge zum See oder in den Wald, um zu meditieren und barfuß zu laufen. Es ist ein guter Ausgleich, sich in der Matrix auf das Wesentliche zu konzentrieren, damit erreiche ich für mein kreatives Bewusstsein die perfekte Mischung aus fotografischer Arbeit, Inspiration und Entspannung. Die Erstellung der daraus resultierenden Aufnahmen und Landschaftsbilder ist ein Prozess, der mir auch in schwierigen Situationen eine gewisse Gelassenheit verleiht.

Voller Neugierde bereise ich gern die Welt, um Abenteuer, magische Augenblicke und Begegnungen zu erleben und um Orte zu entdecken, wo ich meine Träume von Freiheit, Freundschaft, Kultur, Bildung und Selbstbestimmung verwirklichen kann, wo ich ganz ich selbst sein kann.

Als Zeitzeugin und bildende Künstlerin habe ich die Aufgabe und Verantwortung übernommen, durch Reflektion der Vergangenheit und anschließende Aufarbeitung meiner eigenen Erlebnisse in Form meiner künstlerischen Tätigkeit einen bedeutenden Teil für die nachfolgende Generation zu bewahren und aktiv darauf zu deuten, dass Demokratie nicht selbstverständlich ist. Dies ist ein Teil meines Lebens und ein wichtiger Teil meines künstlerischen Schaffens der letzten Jahre geworden.

Ich habe nach Möglichkeiten gesucht, dies zum Ausdruck zu bringen, und dabei mit sehr vielen unterschiedlichen Techniken gearbeitet, experimentiert und diese verfeinert. Letztendlich bin ich in einem Prozess der digitalen Bilderschaffung angekommen, wobei ich fotografisches Ausgangsmaterial dreidimensional bis zu einer geistigen und künstlerischen Konzeption mit Verfremdungseffekten, teils nackten, uniformierten, anonymisierten und isolierten Figuren/Avataren umforme und gestalte. In meinen Bildern werden existenzielle Fragen zu Freiheit und Haft, Leben und Tod, Angst, Einsamkeit und Verzweiflung aufgeworfen. Unzählige Ausstellungen sowie der 3D-Animations-Kurzfilm *Anzahl der Freiheitsgrade* wurden deutschlandweit in den letzten Jahren in vielen verschiedenen Museen, Galerien und Gedenkstätten präsentiert. Zurzeit entsteht ein Bildband in Zusammenarbeit mit der Gedenkstätte Torgau und der Bundesstiftung zur Aufarbeitung der SED-Diktatur über die Ausstellung »Dunkelkammer Torgau«

Durch die ständige Erinnerung an meine posttraumatische Belastungsstörung und durch den jahrelangen Kampf mit Behörden und Gutachtern um Anerkennung und Rehabilitation des lebenslangen Leidens fühle ich mich heute noch in vielem ausgebremst. Diese Umstände haben mich aber nicht davon abgehalten und entmutigt, meinen Weg zu gehen, Verantwortung zu übernehmen und Vergangenheit sichtbar zu machen, was vielen Betroffenen von damals bis heute leider noch unmöglich ist.

Viele meiner Projekte, Ausstellungen und Zeitzeugengespräche sollen nicht nur meine eigenen persönlichen Erfahrungen wiedergeben, sondern andere Betroffene ermutigen, ihre Gefühle wahrzunehmen, um das Erlebte auszusprechen und so vielleicht einen Teil davon besser verarbeiten zu können, um das Leben wieder lebenswert zu gestalten. Dabei habe ich gelernt, dass Vergebung sich selbst und anderen gegenüber sehr hilfreich sein kann.

Danken möchte ich allen, die mich bei meinen Projekten, Arbeiten und Ausstellungen in all den Jahren meines künstlerischen Schaffens unterstützt haben, mit viel Geduld, mit konstruktiver Kritik und neuen Anregungen. Danke an meine Freunde für ihr Verständnis, dass ich nicht immer Zeit für sie hatte, meiner Tochter Julia, die mein Leben zu einem besseren Ort gemacht hat, meinem Bruder Ralf für die guten Ideen, allen zuverlässigen Helfern, Unterstützern und Mitarbeitern der Gedenkstätten und Museen und Galerien. Danke Ole, mit dem ich meinen kreativen Freigeist ausleben kann und bei dem ich frische Energie tanken darf. Danke an meinen besten Freund Christian mit seiner Familie, der wie ein Fels in der Brandung seit vielen Jahren hinter mir steht und mich immer animiert, niemals aufzugeben, weil sich immer eine Lösung findet.

Ein besonders großer Dank gilt auch M.* und der Natur als meiner Lehrerin!

Frau Büchel hat das Titelbild des Buches angefertigt. Es beinhaltet Zartes und Kaputtes, einen Kontrast, der dem Thema des Buches entspricht. Sie ist eine Protagonistin in der Fernsehdokumentation *Splitter im Kopf* (Haase & Henkel, 2018). Sie hat zudem ein Video produziert als Wort-Foto-Collage über die Verarbeitung der Corona-Isolation.

3.2 Herr Kuhn: Grund-Menschen-Rechte und Mitverantwortungspflichten

Meine seelischen Narben aus der langen Haftzeit in der ehemaligen DDR durch Isolation, Verhöre durch das MfS (Ministerium für Staatssicherheit), psychische Folter, Ausweglosigkeit, Zwangsarbeit und extreme Haftbedingungen sind in mir zementiert. Es sind immerwährende belastende Erinnerungen, auch wenn ich durch meine Kunst vieles aufgearbeitet habe. Die tiefste Narbe und Erkenntnis ist jedoch, was Menschen anderen Menschen durch physische und psychische Gewalt antun können. Der Mensch besitzt wohl diese Veranlagung. Wenn wir die ökonomischen und ökologischen sowie kulturellen Bedingungen in Verbindung mit der Erziehung verbessern und besonders die mitfühlende Empathie gegenüber anderen würdigen, sinkt auch die Gewaltbereitschaft und die Menschen werden gegenseitig friedlicher.

Mein persönliches Glück war es, dass ich in Freiheit eines rechtsstaatlichen und demokratischen Landes in Westdeutschland geboren wurde. Meine Kindheit war geprägt von einem fürsorglichen Elternhaus. In meiner Jugend konnte ich mich frei entfalten. Doch meine Erfahrungen der Unfreiheit haben dennoch und immer noch große Bedeutung in meinem Leben, auch über 30 Jahre nach dem Mauerfall, und motivieren mich noch mehr, Verantwortung für Freiheit, Demokratie und Menschenrechte zu übernehmen.

Freiheit und Verantwortung sind eng miteinander verbunden, besonders die persönliche Verantwortung und das Engagement für die Gesellschaft. Je mehr Freiheit wir haben, umso mehr Verantwortung haben wir. Das gilt auch für die Menschenrechte und somit auch für die Menschenpflicht. Es nützt wenig, nur die Menschenrechte einzufordern, sondern jeder einzelne sollte sich seiner Verantwortung bewusst sein und sich dafür einsetzen. Dies muss aber jeder für sich selbst entscheiden, ob er passiv oder aktiv an den Errungenschaften unserer Demokratie und unseres Rechtsstaates mitwirkt. Wenn man sich nicht für die Freiheit einsetzt, haben wir schon verloren. Wobei ich die persönliche und gesellschaftliche Freiheit differenziert betrachte.

Man sollte sich nur daran erinnern, dass andere Völker durch Kolonialisierung, Expansion und mit Sklavenhandel unterjocht und ausgebeutet wurden, und die Herrschaft der Unterjochenden als göttlich gegeben angesehen wurde. Der immerwährende rivalisierende mörderische Kampf um den richtigen Glauben reicht bis in unsere Gegenwart.

Auch in der deutschen Geschichte wurden Andersdenkende hingerichtet und weggesperrt. Ich selbst wurde als Westdeutscher im jungen Alter von 20 Jahren für zweieinhalb Jahre in Folterhaft in der ehemaligen DDR eingesperrt, weil ich anderen zur Freiheit verhelfen wollte, und dieser Einsatz war im Nachhinein auch richtig. Deshalb weiß ich auch, was es bedeutet, in Freiheit oder Unfreiheit zu leben. Der Mut nach Freiheit und Selbstbestimmung führte zum Fall des »Eisernen Vorhangs« und hat schon viele Diktatoren und Autokraten gestürzt, auch wenn diese heute wieder aus ihren Löchern kriechen und die Demokratie und das vereinte Europa zerstören wollen. Vergessen wir nicht, dass in der Gegenwart die Grund-Menschen-Rechte wieder vielerorts und weltweit mit Füßen getreten werden. Autokratische Machthaber beugen das Recht nach ihrem Nutzen und Rassismus macht sich wieder breit. Das Wort Gutmensch ist zum Schimpfwort geworden. Für mich gilt der Grundsatz: gleiches Recht und gleiche Toleranz gegenüber allen Menschen.

In meiner persönlichen Freiheit möchte ich nicht fremdbestimmt und eingeschränkt werden und über mich selbst nach freiem Willen und unabhängig meine Entscheidungen treffen und danach handeln können ohne Angst, Zwänge und Kontrolle. Ist das reiner Egoismus? Nein, denn es basiert darauf, dass die Grund-Menschen-Rechte, die Freiheit und Gleichheit des Einzelnen, rechtlich verankert sein müssen, die es zu achten, zu bewahren und zu schützen gilt, und die der Gesellschaft und den Menschen nicht schaden. Niemand darf den anderen an seiner Freiheit hindern. Menschen in Staaten, Organisationen und so weiter müssen ohne Bevormundung frei handeln können.

Kunst-, Presse- und Meinungsfreiheit sind die tragenden Säulen unserer Demokratie. Kunst ist nicht nur Freiheit, sondern sie hat für mich eine soziale und gesellschaftliche Verantwortung und ist eine kreative, friedliche und revolutionäre Kraft. Wer daran rüttelt oder sie gar einschränken will, macht sich schuldig gegenüber kommenden Generationen.

Ich versuche in meiner Kunst, dem Menschen und der Natur zu dienen. Die Natur ist beseelt und heilig und mein Lehrmeister, wo mein seelischer Kampf gegen die Fesseln der Materie aufeinandertreffen, um dem allgegenwärtigen Leid und der Gier nach noch mehr und Macht etwas entgegensetzen zu können. In der Landschaftsmalerei liegt Güte und Freundlichkeit. Kunst ist für mich eine Art Religion, besonders in der Natur. Wo andere Menschen nur Wald, Land, Bäume sehen, blicke ich in ein unermessliches Wesen voller Verehrung mit einer unbekannten Kraft, die alles lenkt und mir im Geiste Antwort gibt. Die Wiedergabe der Natur ist eine Bereicherung für die Seele mit vielen Gefühlsnuancen und gibt neue Kraft, um das Leben zu lieben. Es ist Sache des Betrachters, das Geheimnisvolle zu entdecken.

Der instinktive Wille in uns nach Freiheit ist ein Menschheitstraum voller Abenteuer und Risiko. Wo Freiheit gelebt wird, sollten auch die Bindeglieder von Vertrauen und Verlässlichkeit mit keiner Bevormundung zusammen vereint sein. Wenn ich getäuscht werde, wanke ich zunächst wie unter einem Schlag ins Gesicht und begrüße die Undankbarkeit als eine weitere Lebenserfahrung, um die meine Seele reicher geworden ist. Mitverantwortungspflicht und Zivilcourage machen das Leben doch erst lebenswert. Es ist doch langweilig oder gar fahrlässig, sich nur auf andere zu verlassen: Die werden es ja schon machen … nichts hören, nichts sehen, nichts sagen. Oder einfach ignorieren. Wir leben in einer vernetzten globalen Welt, die auf weiterer Ausbeutung der Natur basiert, immer mehr konsumiert und Wachstum vorantreibt, anstatt sich zu mäßigen und innezuhalten. Gerechtere Verteilung und mehr Bescheidenheit sind die Voraussetzung. Ich plädiere dafür, dass wir zuerst unserer Verantwortung nachkommen, um unseren blauen Planeten zu verarzten und den Hunger und die Not der Menschen stoppen. Sonst halten Flucht und Vertreibung, die sozialen Ungerechtigkeiten in der Welt unvermindert an. Reiche sollten endlich mehr ihrer sozialen Pflicht nachkommen.

Die großen Herausforderungen für die Zukunft und für unsere Demokratie werden auch die existenzielle Bedrohung und der in rasender Geschwindigkeit vom Menschen gemachte globale Klimawandel und dessen dramatische Folgen durch die Klimaverschiebungen sein. Hinzu kommen ein Artensterben, Wasserknappheit und Dürre sowie Plastikmüll in den Meeren. Ist der Urwald erst mal abgeholzt, verschwindet auch die Kultur der dort lebenden Völker. Keineswegs besser sieht es in der Frage der Endlager unseres Gift- und Atommülls aus.

Dies alles sind düstere Aussichten für kommende Generationen, doch nur Angst schüren und Tatenlosigkeit führen uns da nicht weiter. Bis dato ist es der Weltgemeinschaft nicht gelungen, eine einheitliche humanitäre Lösung für Flucht-/Migrationsbewegungen zu finden und deren Ursachen zu mindern. Weiterhin sterben überwiegend junge Menschen beim Versuch, den Mittelmeer-Friedhof zu überwinden. Es ist wieder einmal die Angst vor den Fremden und deren Kulturen und Religionen, die geschürt wird. Mit Blick auf die gegenwärtige Wirklichkeit und nur mit Mut zu gemeinschaftlicher Verantwortung und mit leidenschaftlichem Handeln und mit Taten lässt sich die nahe Zukunft gestalten. Es geht nicht um die Schuld der anderen, sondern um die Verantwortung gegenüber der Schöpfung.

Die Jugendbewegung »Fridays for Future« ist ein Lichtblick und eine notwendige Reaktion auf unser aller, auch meines zurückliegenden Lebensstils. Auch hier werde ich den Klimaleugnern entgegenwirken. Die digitale Internet-Welt bestimmt heute schon in vielen Dingen unser Leben und nimmt Einfluss auf unsere Entscheidungen und unser Handeln. Die Älteren kommen da schon lange nicht mehr mit und werden sich selbst überlassen und abgehängt. Die so hoch gepriesene künstliche Intelligenz wird noch mehr als bisher unser Leben bestimmen. Noch ist der Mensch für vieles verantwortlich. Wollen wir wirklich, dass künstliche Intelligenzen über Freiheit und Demokratie, über Leben oder Tod entscheiden und Moral und Ethik außer Kraft setzen?

Ich bin eigentlich ein positiv gestimmter Mensch und schätze die Errungenschaften aus Forschung und Wissenschaft zum Wohle der Menschheit, doch wir sollten die Folgen bedenken, die daraus entstehen können. Lebensqualität, Gefühle und Würde haben den Vorrang. Viele unserer Kinder werden heute kommerzialisiert und bekommen den Computer schon in die Wiege gelegt, ohne sich dagegen selbst wehren zu können. Die in hohem Maße geforderte Computerisierung beeinflusst stark den jetzt schon starken Zerfall von sozialen Kontakten und Kreativität und erzeugt ein erhebliches Abhängigkeitspotenzial. Nach dem Motto: Ja nicht der neusten Technik hinterherhinken. Jugendliche bestätigen mir, dass Sie mit dem Handy einschlafen und aufwachen und dementsprechend sind auch die Träume. Deshalb liegt es in den Händen der kommenden Programmierer, Informatiker und Digitalstrategen, wie viel Freiheit und Verantwortung wir abgeben wollen. Es liegt nicht nur an den Robotern, sondern an den Menschen hinter den Robotern, die unsere Zukunft mitbestimmen. Die Verantwortung gegenüber unseren Kindern und der Natur und derer beider Schutz sind wohl das Wichtigste, damit ihnen nicht geschadet wird. Das authentische Menschsein wird immer mehr verdrängt. Das Zusammenleben von Jung und Alt zerfällt deutlich.

Freiheit und Verantwortung dürfen nicht zur Auflösung von Regeln und zur Anarchie führen, sondern verpflichten die Einbindung zum Mitmenschen im Einklang mit der Natur. Meine eigenen inneren Werte geben mir Halt und Orientierung, danach lebe ich und es gibt mir Kraft für kommende Lebensaufgaben. Jeder kann nach seinen eigenen Werten leben ohne Bevormundung, und das ist auch gut so.

Meine eigenen Erfahrungen in Unfreiheit und Isolationshaft haben eine große Bedeutung für mein Handeln. Über 30 Jahre nach der friedlichen Revolution 1989 sind die Demokratien wieder einmal gefährdet durch Ströme aus der Vergangenheit. Es ist ein Alarmsignal an alle freien Bürger und Bürgerinnen, Demokratinnen und Demokraten in Europa und auf der ganzen Welt. Heute erleben wir eine erschreckende Verrohung des Denkens und Handelns in Teilen unserer Gesellschaft. Immer wieder erleben wir, dass aus dem Hass gegen alles Fremde Gewalt entsteht. Religiösen Fanatismus, Links- und Rechtsradikalität, Fremdenfeindlichkeit, Antisemitismus, Intoleranz und Formen von Nationalismus erleben wir täglich. Der Kalte Krieg und das atomare Wettrüsten müssen von der Weltgemeinschaft endlich gestoppt werden. Wir haben wahrlich anderes zu tun, als Milliarden weiterhin dafür auszugeben. Dieses Gift in manchen Köpfen hat schon zu oft zu Kriegen und durch den Menschen selbst verursachte Katastrophen geführt sowie ganze Völker und Kulturen ausgelöscht.

Die Palette der Herausforderungen ist groß, doch wenn ich die frohen und leuchtenden Farben auf meiner Palette mische, verschwinden das Grau und die Trostlosigkeit, und es entsteht ein Bild voller Hoffnungen und Träume, denn sie sind das Lebenselixier und die Antriebe des Menschen. Wirklich weise sind diejenigen, die mehr Träume in ihrer Seele haben, als die Realität zerstören kann. Denn es gibt sie noch, die Paradiese auf Erden. So wie der Sternenstaub und die Membranen der Urzelle alles zusammenhält, so beschützen und bewahren wir im Dialog und in Verantwortung unsere Natur und Mutter Erde, damit wir weiterhin in Demokratie und Freiheit leben können.

Herr Kuhn musste Zwangsarbeit (siehe dazu auch Fugmann, 2021) verrichten. Das waren Lötarbeiten für Leiterplatten, bei denen er giftige Dämpfe einatmete. Arbeitsschutz gab es nicht. Neben einer chronifizierten Posttraumatischen Belastungsstörung leidet er bis heute unter unspezifischen Kreislaufbeschwerden.

3.3 Frau O.: Narben schmerzen nun einmal

Ja, Narben bleiben. Es geht mir gut, eigentlich, doch ein Trigger genügt – und da sind sie dann wieder! Diese Boshaftigkeiten, wie die Faust im Magen, die Angst vor dem Öffnen des Briefkastens. Die Pistole im Rücken, die ich spüre, wenn ich am Straßenrand auf das Grün der Ampel warte oder die Zahl 127, egal in welcher Form sie mir begegnet. Auf einer Buchseite oder als Hausnummer. Diese Zahl war mein Name in der Haft! 127 vortreten!

Die Trigger kommen nicht, wenn ich in Gedanken oder Begleitung bin, dann erreichen sie mich nicht. Auch diese »Depri«-Phasen aus heiterem Himmel sitze ich jetzt immer nur aus. Man hat gelernt, damit umzugehen. Was ich als besonders schlimm empfinde, sind diese Panikattacken, wenn sich zum Beispiel Besuch anmeldet oder ich irgendwelche Termine habe. Nur wenn die Kinder kommen, erwischen sie mich nicht. Narben schmerzen nun einmal, egal wie alt sie sind. Ich sage mir dann: Es ist gleich wieder vorbei. Man muss damit leben und ich packe es und lass mich davon nicht runterziehen.

Können die Menschen nicht in Frieden leben? Muss jede Generation einen Krieg erleben? Ich möchte über *meine* Freiheit schreiben. Beginnen will ich mit einem Gedicht, um aufzuzeigen, was mir momentan die Freiheit raubt, normal zu handeln und zu denken. Trotzdem zwinge ich mich zu schreiben, um wieder aus diesem Teufelskreis herauszukommen.

Der größte Dieb der Freiheit ist die Depression!
Sie raubt mir die Gefühle und sagt: was macht das schon?
Ich spring ihr an die Kehle und schrei': *verdammter Dieb!!!*
ich hab' doch meine Kinder und meinen Mann sehr lieb!
Ja und? Sagt sie, ich helfe dir, du wirst GAR NICHTS mehr spüren!
Dich kann die Freude und das Leid einfach nicht mehr berühren!
Lass los! Gib mir die Freiheit wieder, denn Freud' und Leid gehör'n dazu!
Ich hasse dich du Seelendieb! Lass mich doch endlich mal in Ruh'.

Mit einem Blick auf meine Kindheit kann ich mich nicht erinnern, meiner Freiheit beraubt gewesen zu sein. Das bekam ich erst im Jugendalter zu spüren, als ich begann, über das Leben und die Geschichte der Menschheit nachzudenken. Da begannen die Querelen besonders mit meinem Vater. Durch seine Position war er sehr nah dran am Geschehen. Was er mir als Wahrheiten verkaufen wollte, erkannte ich schnell als Lügen. Na ja, das Endresultat waren dann drei Jahre Hoheneck. Drei Jahre Freiheitsberaubung. Danke Vater!

Um Freiheit erleben und damit auch Verantwortung übernehmen zu können, muss ich zuerst meinen Kopf von allem Ballast säubern. Erst dann bin ich überhaupt in der Lage, mich auf andere Dinge konzentrieren zu können. Und zu diesem Ballast gehört eben auch diese mich derzeit ergriffene Depression. Doch die Freiheit im Denken habe ich mir immer bewahrt, auch im Gefängnis, denn auf meine Gedanken hatte niemand Einfluss, auch wenn man Gehirnwäschen versuchte. Man kann und konnte mich nie brechen! *Ich* entschied und entscheide, wie ich handle.

Und *ich* habe an dem Tag meiner Entlassung aus der Haft auch entschieden, dass ich *nicht* unterschreibe, über alles Erlebte im Gefängnis zu schweigen. Man drohte mir, mich dann noch länger dort festzuhalten. Ich lachte und sagte nur: Drei Jahre habe ich es hier ausgehalten, da kommt es auf ein paar Tage mehr auch nicht drauf an. Man ließ mich eine Weile allein in dem Raum und dann kam wieder jemand rein und forderte mich auf zu gehen. Mein erster Sieg noch während der Entlassung.

Wichtig ist wohl auch immer, die Ursachen zu ergründen und zu bekämpfen, die Freiheit nicht zulassen. Zum Beispiel macht Existenzangst unfrei. Sie stürzt viele in Krankheit und Elend. Jeglicher Druck lähmt das Denken und lässt nicht zu, auch auf andere zu schauen, man ist nur mit sich selbst beschäftigt. Im Oxfarm-Bericht war kürzlich zu lesen, dass das reichste Prozent der Bevölkerung in der Bundesrepublik über ebenso viel Vermögen verfügt wie die 87 ärmsten Prozent. Damit zähle Deutschland zu den Industrienationen mit der weltweit größten Vermögensungleichheit. Auch die Armutsquote erreiche mit 15,8 Prozent einen neuen Höchststand. An solche und ähnliche Dinge muss ich fortwährend bei dem Thema Freiheit und Verantwortung denken. Wir leben – aber wofür? Für *so* ein Leben?

Der größte Teil dieser sogenannten Armen lebt praktisch nur noch so vor sich hin, macht sich die kleine Welt heil. Auch wenn es sich grausam anhört und von vielen als nicht glaubwürdig dargestellt wird, es ist aber die Realität. Viele malochen sich für Billigstlöhne kaputt. Gehen oft noch ein, zwei Minijobs nach, um irgendwie über die Runden zu kommen. Ist *das* Freiheit? Ist *das* Leben? Am Ende des Tages sind sie so fertig, dass sie sich natürlich nicht noch mit den Ursachen beschäftigen.

Freiheit bedeutet auch Mut. Mut zum Handeln und zum Aussprechen, was sich sonst niemand wagt. Hier habe ich den Punkt der Verantwortung erreicht. Freiheit ist nur der erste Schritt. Habe ich überhaupt für irgendein Geschehen die Verantwortung zu tragen? Ich denke schon, denn ich bin nicht allein auf dieser Welt. Vor uns haben auch schon andere Menschen gekämpft, für *unsere* Freiheit. Doch sind wir zurzeit gar nicht mehr so weit weg von DDR-Verhältnissen – so fühlt es sich für mich und manch andere an.

In der Medienlandschaft trifft man längst nicht mehr – wenn es denn überhaupt jemals so war? – ausschließlich auf Wahrheiten, manche scheinen mir die Gesellschaft sogar bewusst zu belügen. Man muss viel Zeit aufwenden, wenn man sich mit Themen beschäftigt und Dinge sorgsam prüfen. Zunehmend gehen Menschen auch wieder auf die Straßen, nicht nur in Deutschland. Aber wer läuft da mit? Es gibt viele, die sich Gedanken um die Zukunft unseres Landes und unsere Kinder machen, die sich sorgen. Alle diese Menschen sehen sich genau wie ich in der Verantwortung. Wir sind alt, aber viele von uns haben Kinder und Enkel, für die es sich allein schon lohnt, für eine bessere Zukunft zu kämpfen. Aber wird es uns noch gelingen? Oder ist die Schieflage schon zu groß? Es macht mich wütend, wenn ich Menschen erlebe, für die nur noch Konsum, Smartphone und irgendwelcher Spaß wichtig sind, die sich keinerlei Gedanken machen, dass dies alles ganz schnell vorbei sein kann. Und auch die Weltpolitik macht mir große Sorgen.

Freiheit bedeutet auch, dem Anderen die Freiheit zu lassen. Davon, so ist meine Meinung, haben wir uns aber entfernt. Mein Vertrauen in unsere Regierung ist – freundlich gesagt – stark strapaziert. Jede Partei macht vor Wahlen Versprechungen, die dann eh nicht eingehalten werden, nach dem Motto: Was geht mich mein Geschwätz von gestern an. Es gäbe dazu noch sehr viel zu schreiben ...

Versöhnt mit mir bin ich und ich sehe mich in der Pflicht, für meinen Mann und meine Kinder gesund zu bleiben, da sie mich sehr brauchen. Wir haben einen guten und festen Familienzusammenhalt und ich hoffe, es bleibt weiterhin so. Die Wunden und die Übersensibilität bleiben aber wohl ewig.

Die seelischen Narben von Frau O. zeigen sich in Wiederholungsträumen. Darin hat sie Angst, den Schlüssel nicht zu finden, oder Angst, die Pistole im Rücken zu haben. Und sie zeigen sich in Behördenängsten, was sie in ihrem Text auch ausdrückt. Vor zwei Jahren bekam sie in Hohenschönhausen einen Weinanfall. Hoheneck traut sie sich noch nicht zu besuchen. Insgesamt geht es ihr aber besser. Doch in der Coronakrise fühlt sie sich in ihren Freiheiten eingeschränkt, was in ihr Erinnerungen an DDR-Zeiten wachruft, wie sie schreibt.

3.4 Herr M.: Tatsächlich bedeutete es Knast

Die Forelle und die Grenze

Still und erschöpft, so schwimmt sie da,
hinter der Deckung der Steine,
hoch und kaum überwindbar,
der Wasserfall,
die Strömung,
die Höhe alleine.

Und immer wieder springt sie an,
gegen die Sperren, die Wehre,
und wenn sie zurückfällt,
ist es nur,
eine Episode,
eine Zeitfrage,
eine Lehre.

Das Glück ihrer Kindheit
erinnert sie vage,
die Richtung des Schwarmes
war ihr suspekt.

So kämpft sie allein
auch weitere Tage,
sie kennt das Ziel nicht,
sie ahnt nur, den Zweck.

Manchmal träume ich schlecht von meiner Jugendzeit. Ich sehe dann Stacheldraht, hohe Mauern, scharfe Hunde und höre das Gebrüll der Wärter. Das Spalier der Wachen ist eng wie bei einem Spießrutenlauf. Zwischen der Wachmannschaft mit geschulterten Kalaschnikow-Maschinenpistolen und den nach uns schnappenden Hunden rennen wir neuen Gefangenen zur »Begrüßung« wie durch eine Gasse hindurch, dem Eingang der Hölle entgegen. Ich sehe wieder den 15-Jährigen, der hinfiel und sich vor Angst und Schmerz einnässte. Und noch bevor mich der Hieb des Schlagstocks trifft, weil ich ihm aufhelfen wollte, wache ich schweißgebadet aus meinem Albtraum auf.

Mein Hund Moritz hatte meine Angst gesehen und hat sich über meine Beine gelegt. Er hat mich geweckt, mein Hund ... mein treuer Freund. Ich gehe in die Küche, mache Licht und schreibe ein paar Reime, um wieder müde zu werden:

Gespenster

Habe Radarantennen, unsichtbar und fein,
um Gefahren aufzuspüren, und die Angst, die ich hab,
vor Gespenstern von damals und das muss wohl so sein,
sie lassen mich nur fürchten, wohl noch bis ans Grab!

Bloß Ablenkung, und mir selbst die Erinnerung verbieten,
denn diese miesen Gespenster, sie kommen und geh'n,
war meine jahrelange Praxis und ich zog doch nur Nieten,
denn bin ich dem Einen entronnen, kann ich das Nächste schon seh'n!

Ich werde immer älter, mein inneres Kind jedoch nicht,
und die Tränen, die laufen, schreib ich meine Erinnerungen auf
Bloß aufs Papier dieses lästige Erinnerungs-Gespenstergesicht,
hoffe es kommt dann nicht schnell wieder, des Nachts in meinem Traumverlauf.

Habe selbst längst zwei Kinder, zur deren Erziehung möchte ich sagen,
wollte den Kreislauf durchbrechen, Erlebtes nicht wiederhol'n
habe kommandiert und geschimpft, aber niemals geschlagen,
doch konnte nicht ausreichend geben, was mir selbst wurde gestohl'n.

Geduld und Milde, die waren verschwunden,
wunde Erinnerungen, die eitern noch sehr,
ich hab nur gestümpert, trotz »heilender Wunden«
den Kreis zu durchbrechen, war unendlich schwer.

Wenn ich meinen zwei Kindern berichte,
von meiner Jugendzeit Haft und Gewalt,

sagen sie: »Wir kennen aus der Schule diese düstre Geschichte«,
wir lieben dich Papa, versuch's zu vergessen recht bald.

Mein Hund, der liegt ruhig,
denkt: – »was soll denn schon sein,
lass die Gespenster ruhig kommen,
ich lass' sie nicht rein!«

Der Film *DDR. Strafvollzug im Jugendhaus Dessau* von Matthias Golinski und René Langner (2003) lässt ehemals dort Inhaftierte sprechen. Sie berichten darin eindrucksvoll von ihren teils unterschiedlichen Erlebnissen.[4] Ein Bericht über einen 2016 im ARD-Magazin *Fakt* ausgestrahlten Beitrag antwortet auf die Frage »Was war das Jugendhaus Dessau? Drill, Einzelhaft, Prügel. Alltag für Teenager in sogenannten Jugendhäusern der DDR. Jugendhaus – das klingt nach Disko und Ferienspaß. Tatsächlich bedeutete es Knast.«[5] Bis zu zehn solche »Jugendhäuser« für minderjährige Straftäter mit oft nur geringsten Vergehen habe es in der DDR gegeben. Viele dieser damals jungen Menschen leiden noch heute unter dem, was ihnen dort widerfahren ist. Die Sozialpädagogin Maud Rescheleit, die sich wissenschaftlich mit diesen Einrichtungen auseinandergesetzt hat, wird im ARD-Beitrag folgendermaßen zitiert: »In Dessau bestimmten Gewalt, Selbstjustiz, Einzelarrest und Zwangsarbeit den Alltag«, und spricht von »schweren Menschenrechtsverletzungen gegen Minderjährige«. Dem kann ich nur zustimmen.

Die beiden Gedichte habe ich schon vor längerer Zeit geschrieben. Seitdem ist so einiges geschehen. Seit nunmehr fünf Jahren lebe ich getrennt von meiner Frau, denn sie hatte meine Stimmungsschwankungen nicht mehr mitansehen können. Sie sagte, bevor sie zu unseren Kindern gezogen ist: »Du kommst mir vor wie ein kleines Kind, dass sich seine verschorften Wunden aufkratzt, weint und sich dann freut, wenn der Schmerz nachlässt!« Sie ist Erzieherin von Beruf. Auch sagte sie: »Du beschwerst dich, dass man dir deine Jugend gestohlen hat, aber du bemerkst nicht, dass du mit deiner späten ›Aufarbeitung‹ jetzige Freude am Leben verlierst.« Das ist wirklich eine sehr gute Aussage und ich fühle, dass sie Recht damit hat.

4 Das Video ist abrufbar unter https://vimeo.com/13869195 (09.06.2021).

5 https://archive.org/details/Drakonische-Strafen-fuer-Jugendliche-in-der-DDR_Fakt_Knud-Vetten (09.06.2021).

Aber ich hatte die »Büchse der Pandora« nun mal geöffnet, als ich mit meiner Frau vor sieben Jahren das Untersuchungsgefängnis der Staatssicherheit, das heute ein Museum ist, besucht und dort einen Nervenzusammenbruch erlitten hatte. Als ich meine Zelle wiedererkannte, in der ich damals als 16-Jähriger viele Monate in Einzelhaft auf mein Gerichtsverfahren wartete, waren schlagartig Erinnerungen daran und an die nachfolgende Haftzeit wieder hochgekommen und ich hatte einen langen Weinkrampf. Und ab da war nichts mehr wie vorher.

Seit diesem Tag ist auch das leise Sirren meines Tinnitus zu einem unerträglichen Kreischen geworden, was zu immanenten Schlafstörungen und ständiger Erschöpfung führt. Ich war oft im Krankenhaus, wenn die Depressionen zu stark wurden. Nach mehreren Wochen ging es dann einigermaßen, und es gelang mir wieder, eine gewisse Zeit den Kopf oben zu behalten.

Als es doch immer wieder zu depressiven Verstimmungen bei mir kam, wollte sich meine Frau nicht mit davon herunterziehen lassen und zog zu unseren Kindern. Seitdem vor einiger Zeit mein Hund starb, lebe ich nun allein in meiner sicherlich auch selbstverschuldeten Einsamkeit. Ab und zu kommen meine Kinder oder Freunde vorbei und erkundigen sich danach, wie es mir geht. Ich zeige ihnen dann meine Rosen oder Palmen, denn ich habe mein Hobby jetzt ausgebaut. An der Gartentür fängt mein Refugium an.

Körperliche Beschwerden, die ich auf die Haftzeit zurückführe, sind vom Versorgungsamt mehrheitlich abgelehnt worden. Eine Klage dagegen zog ich schließlich nach zwei Jahren Verfahrensdauer und nach einem desaströsen und traumatisierenden Gutachtertermin entnervt zurück. Ich will nicht wie Don Quichote gegen Windmühlen kämpfen, sondern ich versuche als nun fast 60-jähriger Mann etwas erwachsener zu werden, indem ich mir Höhepunkte im Jahr plane, denn ich habe das Gefühl, dass Eintönigkeit so viel Zeit und Freude verrinnen lässt.

Verantwortung bedeutet für mich, weiterhin gegen meine Depressionen anzukämpfen. Das bin ich meiner Frau, meinen Kindern und allen Freunden, die es gut mit mir meinen, schuldig. Und ich habe heute die Freiheit, alle vier Jahre einschätzen zu können, welche dieser Parteien ihre Nachwendeversprechen noch einigermaßen auf dem Radar haben. Diese Freiheit einer wirklich demokratischen Wahl war ja zuletzt kein Geschenk Alliierter, sondern wurde in der DDR auf der Straße – und aber auch hinter Gittern erkämpft!

Aufgrund der dargestellten Zusammenhänge arbeiten wir therapeutisch ressourcenorientiert und weniger aufdeckend. Herr M. spielt Gitarre. Angeregt durch meine Lieder und Gitarrenstücke, die im Internet verfügbar sind, hat er seine Gitarre verstärkt wieder in Nutzung.

Herr M. war als Jugendlicher im Jugendhaus-Gefängnis Zwangsarbeit ausgesetzt. Er schuftete an einer Drehbank, die Norm war hoch, das Öl spritzte, glühende Späne flogen ihm ins Gesicht und verursachten eiternde Brandwunden. Er brauchte eine zusätzliche Palette auf Holzrost, um eine ausreichende Arbeitshöhe zu erreichen. So musste er auf wackeligem Untergrund ständig hin- und herspringen. Das hat seinem durch Morbus Scheuermann vorgeschädigten Rücken nachhaltig weiter Schaden zugefügt.

Die Gutachten erkannten diesen Zusammenhang nicht an. Auf diese Weise werden die seelischen Narben durch Gutachter-Fehleinschätzungen noch zusätzlich gereizt.

3.5 Herr S.: Über Gemeinschaft und ein Metallbesteck

Für Herrn S. geht Freiheit über alles. Nachdem er in Potsdam zu neun Jahren Gefängnis verurteilt wurde, war die Freiheit so weit weg wie noch nie zuvor in seinem Leben. Die Liebe zu seiner Mutter und zu seinem Sohn ließ ihn überleben. Als er nach viereinhalb Jahren aus der Haft entlassen wurde, baute er sich ein neues Leben auf. Folgendes erzählte er zu Freiheit und Verantwortung:

Ob es sich gelohnt hat, für die Freiheit viereinhalb Jahre ins Gefängnis zu gehen? Ja, er habe dadurch seine Frau kennengelernt, habe ein gutes Verhältnis zu beiden Kindern und seinen Enkeln. Aber auch nein, er leide bis heute an den Folgen, sein Einsatz sei sehr hoch gewesen. die seelischen Narben Realität. Die fortwährenden »Links« und Verfolgungsträume könnten zwar etwas gelindert, aber nicht beseitigt werden. Und nochmals nein, er habe zu wenig für die eigene Bildung getan und sich zu wenig um seine Mutter gekümmert. Da sind Schuldgefühle, aber auch Befriedigung über das Erreichte.

Herr S. besuchte 1966 die neunte Klasse einer Polytechnischen Oberschule in Brandenburg. Er trug lange Haare und fiel dem Mathematiklehrer auf. Als Herr S. das Gebäude nach Schulschluss verlassen wollte, stellte sich der Lehrer mit sechs Schülergehilfen in den Weg und zog ihn in einen

Klassenraum. Dort schnitt er ihm die Haare ab, die Mitschüler hatten ihn festgehalten. Eine Anzeige wäre sinnlos gewesen. Aber sein Groll auf die DDR baute sich auf.

Herr S. erzählte folgende kurze Geschichte aus seiner Zeit im Gefängnis: Er habe Badelatschen, einen stabilen Kleiderbügel und Halbschuhe, aber vor allem ein funktionierendes Besteck gebraucht. Eine Plastikgabel hatte er unwillentlich zerbrochen. Als er nach einer neuen verlangte, erhielt er vom Aufseher eine Moralpredigt, dass er sozialistisches Eigentum zerstört habe und nun »mit den Händen fressen« sollte. Deshalb war ein Metallbesteck so wichtig. Seine Mutter schickte ihm ein solches, aber der Stationsleiter händigte es nicht aus. Wie nun vorgehen? Es gab einen Mithäftling, der Zugang zum Erzieherzimmer hatte, weil er dort das Aquarium säuberte. Er trug ihm die Bitte vor, das ihm zustehende Besteck zu besorgen und damit an den rechtmäßigen Besitzer zu bringen. Fortan konnte Herr S. sein Besteck nutzen. Bei seiner Verlegung etwa drei Jahre später übergab er es seinem Mithäftling.

Die Bedeutung der Häftlingsgemeinschaft wird an dieser Stelle deutlich. Doch gab es auch Einzelhaft. Der tschechische Dichter Jan Zahradníček wurde 1952 wegen der Zugehörigkeit zu einer Gruppe katholischer Dichter zu 13 Jahren Haft verurteilt. Neun Jahre verbüßte er davon in Einzelhaft, so auch der Titel seines Gedichts, aus dem ich nachfolgend ein paar Verse wiedergeben möchte (zitiert nach Kunze, 2020b, S. 11f.):

> Ich habe nachbarn rechts und nachbarn links.
> Auch unter den füßen und über dem kopf. So nah,
> und zwischen uns die schluchten dieser zellendecken, dieser wände.
> Jeder sind wir allein.
> […]
> Nie sahen wir einander, verabredeten weder zeichen noch schlüssel,
> nach denen wir unsere depeschen entschlüsseln können.
> Und so vermutet ein jeder nur, dass hinter der Wand dort ein ich
>   harrt wie er,
> […]
> Nur das ferne hundegebell und das summen der fliegen geben uns
>   die gewissheit,
> nicht auf einen anderen planeten deportiert zu sein,
> […]
> Wir geben klopfzeichen,

nur ums uns gegenseitig zu versichern,
dass wir zu den zwei milliarden von Evas vertriebenen söhnen gehören.

Auch solche Häftlings-»Gemeinschaft« gab es. Auch daher sind es die ganz speziellen Geschichten wie die vom Metallbesteck, die für die Behandlung von Herrn S. so wichtig sind. Eine weitere lautet so:

Herr S. begleitete seinen neunjährigen Enkel zur Zahnärztin und beobachtete wohltuend, wie diese dem Jungen alles Schritt für Schritt erklärte, bevor sie ihn behandelte. Herr S. erinnerte sich, wie es für ihn in dem Alter beim Zahnarzt war und es gab wieder einen »Link« zu seiner Haftzeit. Er musste zur Durchsicht zum Zahnarzt durchgeschlossen werden. Der Facharzt, in der Regel auch ein Häftling, sagte kurz: »Oh, Scheiße.« Er dachte an was Schlimmes, doch es waren seine Goldplomben, die diesen Satz verursachten. Nun kam der Oberarzt, ein hochrangiger Offizier, inspizierte die Mundhöhle und sagte: »Da haben unserer Kollegen in der Hauptstadt aber gute Arbeit geleistet.« Herr S. entgegnete, dass das Westberliner Kollegen gewesen sind. Der Oberarzt guckte ihn kurz an und verließ die Tür laut knallend das Behandlungszimmer. Es war offenbar unerträglich, dass der Klassenfeind besser war.

Wir mussten beide etwas schmunzeln, nachdem Herr S. die Geschichte beendet hatte. So war es damals. Herr S. fühlte sich verstanden. Solche Geschichten verbinden uns. Und so erzählte er in einer Stunde auch, dass seine Mutter 1978 einen Antrag gestellt hatte, um ihn im Gefängnis zu besuchen. Wenn sie nicht ihren Sohn besuchen dürfe, so hatte sie gedroht, stelle sie einen Ausreiseantrag. Daraufhin durfte sie ihn bis zu ihrem Tod 1984 immer mal besuchen. Sie hatte sich durchgesetzt. Zum Ende dieser Stunde sagte Herr S. dann, dass sie auch so ein kleines Haus wie hier bei mir gehabt hatten, doch noch vor dem Tod der Mutter verkaufen mussten. Es existiere aber heute noch und manchmal werde er hier bei mir an dieses Zuhause erinnert. Ein berührender Augenblick und eine weitere wichtige Nähe, die in diesem Moment entstanden ist.

3.6 Herr L.: Freiheit? Eine seltsame Empfindung

Nachdem mich Dr. Bomberg bat, einen Beitrag für sein neues Buch zu schreiben, habe ich lange überlegt, was denn mit der Kombination der Begriffe Freiheit und Verantwortung gemeint sein könnte. Ich kam zu keinem Ergebnis, das mir ermöglicht hätte, etwas dazu zu Papier zu bringen. Dann hatte ich den Gedanken, dass ich bis vor einiger Zeit in meinem Leben gar keine Freiheit gefühlt hatte. Das war eine seltsame Empfindung, die ich noch nicht kannte. Ihr Gewicht wurde mir nur langsam klar. Ich erinnere mich an keine freudigen Freiheitsgefühle, die daher rührten, dass ich mir Freiheiten nahm, und auch nicht solche, die man bekommt, wenn man plötzlich eine Freiheit erhält, die einem vorher versagt wurde. Und auch nicht solche, die man hat, weil einem durch die Eltern, die Verfassung, die Gesetze oder durch den Staat bestimmte Freiheiten gegeben und auch garantiert werden.

Mit dem Begriff Verantwortung verband ich zunächst nur all das, was mir der DDR-Staat und meine Eltern, die ihn verteidigten, an Pflichten abverlangten bzw. den sie benutzten, um Unterordnung und Willfährigkeit durch moralischen Druck zu erzwingen. Ich dachte noch gar nicht daran, dass es etwa auch darum ginge, dass mir Verantwortung übertragen wurde, in dem Sinne, dass ich auf einem Gebiet, auf dem ich mich kompetent fühlte oder Kompetenz beweisen konnte, eine Position mit Verantwortung einnehmen konnte.

Diese Gefühle – dass ich keine Freiheitserlebnisse hatte und nur moralisch belastet worden war, mir aber keine Fähigkeit zu Verantwortung über mich hinaus zugestanden wurde – mündeten in eine depressive Verfassung. Nachdem ich zuerst ratlos gewesen war, was ich schreiben könnte, hatte ich plötzlich einen starken Widerstand dagegen. Nicht schon wieder in die Vergangenheit eintauchen und das Freudlose in ihr beschreiben, sagte es in mir, nicht schon wieder empfinden müssen, dass meine Fähigkeiten zur Analyse und Kritik komplexer Denkhaltungen und politischer Einstellungen abgewiesen wurden, weil ich damit an die Existenzinteressen von Menschen in Machtpositionen rührte.

Gewissermaßen damit die Frustration komplett würde, kam auch mein schwelender Selbstvorwurf wieder an die Oberfläche, dass ich gar nicht genügend oppositionell gewesen war und noch mehr Mut hätte haben sollen, mich offen und laut gegen den DDR-Staat zu stellen. Denn ich war insoweit vorsichtig und zurückhaltend, als ich damals nicht riskieren wollte, ins Gefängnis zu kommen, wo ich als Homosexueller von den Mitinsassen sehr übel behandelt werden könnte. Von solchen Vorgängen hatte mir ein Freund erzählt, der nach einem Ausreiseantrag im Zuchthaus Brandenburg inhaftiert wurde.

Mit dem Thema der Homosexualität taucht der erste Fall auf, bei dem ich mir Freiheit nahm, aber sie nicht als Selbstgefühl des Erfolges empfand. Als ich entdeckte, dass ich schwul bin, fand ich mich nach einer Zeit wie mit einem unveränderlichen Schicksal damit ab. Es war klar für mich, dass ich es nicht offen zeigen konnte, aber ich versagte mir nicht die flüchtigen Sexualkontakte mit anderen Männern an den geheimen Orten, die es in den großen Städten gab, und ich versuchte, mich nicht davon abzuhalten, mich in Jungen meines Alters zu verlieben. Als ich zum Studieren nach Berlin kam, fand ich eine zahlreiche und relativ freie schwule Szene vor, da der DDR-Staat eingesehen hatte, dass man den Schwulen gewisse Freiheiten gestatten und sie nicht mehr verfolgen sollte, wie es bis in die 70er Jahre hinein geschah, was viele Selbstmorde ausgelöst hatte. Eine Schwulenbewegung, wie sie im Westen begann und mächtig wurde, wurde allerdings nicht zugelassen. Nach dem Studium lernte ich meinen ersten Lebenspartner kennen und zog in seine Wohnung ein. In Berlin nahm daran kaum noch jemand Anstoß, an seinem Zweitwohnsitz in einem Ostseebad, wo wir die Sommer verbrachten, verhielten wir uns aber möglichst unauffällig und glaubten, dass der häufige Besuch auch von Freundinnen die Nachbarschaft glauben ließ, wir hätten nur noch nicht die richtigen Frauen gefunden. Das war ein Irrtum, denn man war nicht auf den Kopf und die Augen gefallen. Aber wir hatten deshalb keine spürbaren Nachteile oder Ausgrenzungen. Wir nahmen uns ja auch nicht die Freiheit, Hand in Hand durch den Ort zu laufen.

Genießen und mich an einer Freiheit als Schwuler öffentlich freuen, wie ich es erst in den letzten Jahren mit meinem Ehemann erlebe und vom Staat als garantiert weiß, konnte ich damals mein Schwulsein nicht. Nur die Faschinge, die damals in Schwulenkneipen gefeiert wurden, und unsere privaten Partys hatten Momente der Ausgelassenheit und Unbeschwertheit. Dass es Tanzveranstaltungen und Tanzturniere für Schwule und Lesben gibt, war in der Mitte der 90er Jahre eine Offenbarung und Beglückung für mich, die einen Teil meiner Trauer um nicht erhaltene Lebensfreuden in der Zeit davor auflösen konnte. Auf einem Tanzball lernte ich auch meinen jetzigen Mann kennen, mit dem ich nun seit 21 Jahren glücklich und unbehelligt zusammenlebe. Nur seine Mutter konnte sich nicht hineinfinden, während meine Eltern etwas entspannter damit umzugehen gelernt hatten.

Die nächste Freiheit, die ich mir zu DDR-Zeiten am Ende meiner Jugendzeit nahm, war meine Weigerung, mich für einen dreijährigen Armeedienst zu verpflichten. Das wollte mein Vater, der ein Offizier der

Nationalen Volksarmee, der NVA, war und viele Jahre die Grenze zu Westdeutschland bewacht hatte. Das war Teil meiner Freiheitsnahme in politischer Hinsicht, zu denken, was ich für richtig hielt. Er begann, mich persönlich zu verfolgen, versuchte mich moralisch zu zersetzen und hetzte in der Familie gegen mich. Als ich den Plan fasste, einen Vergleich zwischen Stalinismus und Nationalsozialismus anzustellen und ein Buch darüber zu schreiben, kam mir die Stasi auf die Spur, setzte Spitzel auf mich an und isolierte mich von anderen Oppositionellen mithilfe des Gerüchts, ich sei ein Spitzel. Davon wusste ich nichts, aber mir war klar, dass ich nicht unbeobachtet bleiben würde.

Ich stellte dieses Projekt vorsichtshalber zurück, nahm mir aber die Freiheit, heimlich ein Manuskript über philosophische Fragen zu schreiben, die auch politische Implikationen hatten. Dass ein ansehnlicher Text zustande kam und ich beim Schreiben viele Aha-Erlebnisse hatte, wobei die Stasi davon nichts mitbekam, war dann mein Stolz und ich fand, dass sich mein Mut gelohnt hatte. Aber die jahrelange Furcht, ich könnte entdeckt werden und im Gefängnis landen, wirkte dann doch nachhaltiger als meine positiven Selbstgefühle. Ich hatte es nämlich gleichzeitig gewagt, keine neue Arbeit als Historiker aufzunehmen, nachdem ich eine Stelle wegen politischer Druckausübung aufgegeben hatte. Ich hätte als »Asozialer« behandelt und gezwungen werden können, eine verordnete Arbeit anzunehmen. Ich traute mich, ein paar Vorträge im Freundeskreis und einen in der oppositionellen »Umweltbibliothek« über meine philosophischen Reflexionen zu halten, aber sie stießen auf zu wenig Resonanz. Ich hatte keine zustimmenden Gesprächspartner, die abfälligen Bemerkungen der Spitzel demoralisierten mich und mit meiner Überzeugung, dass es nach einem Fall der SED-Herrschaft zu einer deutschen Wiedervereinigung kommen würde, stieß ich auch bei den anderen Oppositionellen, mit denen ich verkehrte, auf Ablehnung (zusätzlich zu deren Verdacht, ich wäre ein Spitzel).

Die Freiheit zum Widerstand und zur Verweigerung systemkonformen Verhaltens kam mir teuer zu stehen, denn als die Mauer fiel, war ich schon krank. Ich konnte die neue Freiheit nicht als freudigen Triumph fühlen, sosehr war ich gestört, destabilisiert und verletzt. Meine Fähigkeiten der Analyse und Kritik waren der Anlass geworden, mich zu verfolgen bzw. abzulehnen. Das ergab zusammen eine schwere soziale Demütigung. Nicht die Übergabe von Verantwortung für einen bestimmten Bereich des intellektuellen Lebens war anvisiert worden, sondern die Deklaration meiner Fähigkeiten als Gefahr.

Hätte ich unter den geschilderten Umständen in der DDR noch mutiger sein können? Vielleicht ja, vielleicht nein. Ich fühle noch immer das Bedürfnis, dass ich mich auch physisch mit den Unterdrückern konfrontieren hätte müssen, beispielsweise bei den ersten Demonstrationen kurz vor dem Mauerfall. Aber ich war im Oktober 1989 nicht in Berlin und hatte dazu praktisch keine Gelegenheit. Schon am 4. November gab es keine gewaltsamen Aktionen des Staates mehr. Und ich war wie gesagt schon zu sehr verunsichert und psychisch mürbe.

Ich brauchte etwa 20 Jahre, um mit der Hilfe von Ärzten in Kliniken und Psychotherapeuten wieder eine gewisse Stabilität zu finden. Ich gewann meine Arbeitsfähigkeit als Historiker wieder, musste mich aber damit abfinden, dass ich keinen akademischen Erfolg erringen und eine Promotionsarbeit abschließen konnte. Abgesehen von meinen gesundheitlichen Einschränkungen hatte ich mich wieder in politische Kampfgefilde versetzt, denn mein Thema aus dem Bereich der Totalitarismusforschung war heiß umstritten. Meine Berentung sicherte mir die Lebensgrundlage und eröffnete mir eine neue Freiheit: Ich musste mich keiner akademischen Mehrheitsmeinung anpassen, sondern konnte mich ganz auf die Forschungsergebnisse konzentrieren. Immer, wenn ich mir das bewusst mache, freue ich mich und glaube daran, dass sie eines Tages doch anerkannt werden. Ich kann mir zugutehalten, dass ich an meiner Verantwortung für ein redliches Forschen festhalte.

In der Bilanz kann ich sagen, dass ich mit mir sozusagen mehr versöhnt bin, als ich mit mir und meinem Schicksal noch hadere. Meinen »inneren Frieden« kann ich also noch finden. In diesem Sinne denke ich, dass sich mein Einsatz persönlich und für die Gesellschaft durchaus gelohnt hat. Alles, was in unserem Land, in dieser Gesellschaft freiheitlich und demokratisch eingerichtet ist und auch praktiziert wird, verteidige ich mit Wort und Tat. Darin lasse ich mich nicht irritieren.

Auch zwischen Herrn L. und mir hat sich die therapeutische Beziehung vertieft. Er hat die Fähigkeit zur Dankbarkeit. Die Tatsache der nichtstrafrechtlichen Repression führt oft zur Nichtanerkennung seiner klinischen Beschwerden als Traumafolgeschaden. Er erreichte mit meiner Hilfe und einer kompetenten und einfühlsamen Sachbearbeiterin die Anerkennung eines Grades der Schädigung (GdS) und des Berufsschadensausgleiches. Insgesamt fühlt er sich stabiler und widerstandfähiger.

Auch er schreibt derzeit an einem Buch. Als ich erwähnte, dass ich manchmal nicht an das meine denke, brachte ihn das zu der tröstlichen Erwiderung, dass das Gehirn auch weiterarbeite, wenn man nicht denkt.

3.7 Herr D.: Frühe Sehnsüchte und die Bedeutung des Wortes »Horizont«

Als Kind, aufgewachsen in einem Städtchen der Thüringer Rhön, hatte ich wohl meine ersten Empfindungen für das Fernweh. Tagtäglich waren die großen amerikanischen Flugzeuge zu sehen und zu hören. Der Flugzeugkorridor Berlin–Frankfurt am Main lag genau über uns. Erst gab es die Berlin Blockade, gefolgt vom Kalten Krieg. Der Flugverkehr war enorm.

Die Stacheldrahtverhaue, später die Mauer und die Wachtürme an der Werra, hatten wir jeden Tag unmittelbar vor der Nase. Nur eine ganz spezielle Fantasie hatte ihren freien Lauf. Der Keim war wohl gelegt. Mein Vater hat das offensichtlich früh erkannt. Mehrfach musste ich ihm versprechen nicht abzuhauen, wie es damals benannt wurde. Die Folgen für uns (»Aktion Ungeziefer«) waren existenzbedrohend. Diese Tragweite war mir als Heranwachsender sicher nicht bewusst. An das Versprechen habe ich mich trotzdem gehalten. Aber die frühen Sehnsüchte waren nicht aus der Welt und somit das Thema Freiheit und Verantwortung spürbar.

Als Jungs sind wir durch die Wälder gestreift, haben Lagerfeuer gemacht und Hütten gebaut – abseits, zwanglos, selbstversunken und losgelöst von allen vermeintlichen Zwängen. Auch oberhalb eines Rhöner Basaltsteinbruchs, hoch über der Werra, Blickrichtung West, über die Grenzanlagen, genau in den Nachbarort in Hessen. Autos fuhren dort, Menschen waren zu hören. Alles war so wach. Nur die an den Armen montierten Flügel haben gefehlt. Was für ein Verlangen!

Die Schule war abgeschlossen. Meine Lehrzeit begann in einer nahegelegenen Stadt. Eine tägliche Heimfahrt war demnach unmöglich. Arbeitsbeginn war 4 Uhr früh. Ein Zimmer mit Waschschüssel und Ofenheizung stand zur Verfügung. Kleine Kontakte und sicher auch »Heimweh« dominierten in dieser Zeit mein Seelenleben. Oft bin ich zum Bahnhof gelaufen, um mir die Abfahrtszeiten der Züge nach Hause einzuprägen. Gedanklich war ich also ausgelastet und das restliche »Lebenskorsett« eng. »Die Zeit heilt alle Wunden«, wie es so treffend heißt. So auch hier der Sanitäter »Routine«. Auf etwas Neues, Interessantes, Anregendes war die Begehrlichkeit ausgerichtet.

Wöchentlich an zwei Tagen musste ich die Berufsschule in der damaligen Bezirkshauptstadt besuchen. Für mich bedeutete es, eine D-Zug-Stunde hinzufahren und am Abend eine Stunde Rückfahrt, wenn möglich im Interzonenzug Moskau–Paris. Das Ende dieser »Bahnreiseträumerei« kündigte sich in einer Lautsprecherdurchsage an: »Alle nichtgrenzüberschreitenden Personen haben den Zug zu verlassen.« Da war es wieder. Meine Befindlichkeit gegenüber dieser Engstirnigkeit, dieser Bevormundung in allen Lebenslagen, das Absolute. Die Weiterreisenden zu sehen. Bis Frankfurt am Main, eventuell bis Paris. Was mussten das für Erlebnisse, für Abenteuer sein! Ich habe diese »Glücklichen« sehr beneidet, und es hat in mir ganz schön rumort. Also zurück zur Realität: Untermietzimmer, Waschschüssel und 3:15 Uhr Weckzeit!

Im Frühsommer hatte ich auch die Lehrzeit zu Ende. Im Herbst des gleichen Jahres stand die Wehrpflicht an. Neue Eindrücke und die, wenn auch bescheidene Möglichkeit, in Richtung Horizont unterwegs zu sein. Meines Vaters Druck, unmittelbar nach der Ausbildung im elterlichen Handwerksbetrieb zu arbeiten, konnte dieser »staatsbürgerlichen Pflicht« nicht standhalten. Eigentlich hatte diese Zwangslage etwas Befreiendes für mich. Die unvermeidliche Konfrontation war aufgeschoben. Ich wollte nicht zurück in die »Sperrzone« (das war der abgeriegelte, nur mit Sondergenehmigung zu betretende Landstrich unmittelbar an der Westgrenze), diese tägliche Tretmühle und der permanente Streit der Eltern. Aus heutiger Sicht: Alle hatten irgendwie resigniert, waren mutlos und ausgezehrt. Diese engen kleinstädtischen Verhältnisse, das »Ansehen der Familie«, das permanente »Bloß nicht auffallen«, Pflicht und Schweigen. Über allem die politische Drangsalierung, Angst vor Enteignung. Hilfestellungen gaben nur die Sanitäter Alkohol, Zigaretten und Titretta (ein Schmerzmittel).

Eine völlig neue Konstellation brachte der frühe Tod meines Vaters. Er starb innerhalb einer Woche. Mutter übte massiven Druck aus. Verzweiflung. Meine grundsätzliche Entscheidung war nicht zu umgehen. Die Kopfschuppen rieselten wie Schnee, Haare gingen büschelweise aus. Mein Magen reagierte. Schlaflosigkeit – Nachtwanderungen – Abwägen –Perspektiven. Resultat: Verzicht auf alles. Nur weg. Nicht die Erwartungen der anderen erfüllen. Raus aus dieser Enge, der erste Schritt. Der zweite musste folgen, zwangsläufig. Egal was passiert. Mit dieser klaren Ausrichtung und Zielstellung ging es mir deutlich besser. Der Startschuss zum zweiten und endgültigen Schritt fiel an einem klaren Sommerabend auf der Insel Rügen. Am Strand weit draußen fuhren die hell erleuchteten Schiffe in die weite Welt!

Erster Versuch: Bewerbung bei der damaligen Reederei in Rostock. Fehlschlag. Fehlschlag. Offensichtlich war ich den Entscheidungsträgern bekannt. Eine spätere Akteneinsicht brachte Klärung: Seit Anfang der 1970er Jahre lief schon ein sogenannter »operativer Vorgang«.

Zweiter Versuch: Mithilfe eines in Wien lebenden Polen und einem mit geliehenem Westgeld bezahlten Reisepasses. Reinfall. Geld weg und zwei Tage in Sofia auf dem Hauptbahnhof umsonst gewartet. Gut, dass in meiner Strategie ein Rückzug eingebaut war. Keiner hat etwas bemerkt.

Dritter Versuch: Antrag auf Entlassung aus der Staatsbürgerschaft. Ausreiseantrag. Die gefühlte und erlebte Einengung erreichte ihren Höhepunkt. Mein Misstrauen gegenüber jedermann, insbesondere dem Umfeld Arbeitsplatz dominierte das tägliche »Restleben«.

Mit Recht. Wie sich laut »Gauck-Behörde« (Bundesbeauftragter für die Stasi-Unterlagen; BStU) herausstellte, waren sieben sogenannte IM (Inoffizielle Mitarbeiter im »Hotel Stadt Berlin«) beauftragt zu liefern. Dieser, nur mit der Annahme jeglicher Konsequenzen, eingeschlagene Weg war raumgreifend, alles umfassend, an die körperliche Erträglichkeit gehend. Nach etwa einem Jahr und unzähligen Schreiben an vermeintlich helfende Personen, eine Darstellung meiner Auffassung von demokratischen Wahlen, zum Grenzregime, zur Ausbürgerung von Wolf Biermann, war jetzt ein Zwischenziel, ein Teilresultat dringend notwendig. Die innere Anspannung ging in regelrechte Auszehrung über. Dieses »Am ausgestreckten Arm verhungern lassen« war zynische DDR-Behördenpraxis.

Ich habe Initiative ergriffen. An einem trüben Februartag stand ich mit einem selbstgemalten Plakat vor dem Zentralkomitee des SED-Gebäude in Berlin-Mitte: »Warum wird mir das verbriefte Recht von Helsinki nicht gewährt?« Der exponierte Platz war sorgsam ausgewählt. Meine Protestaktion dauerte gefühlte 30 Sekunden. Das, was dann folgte, waren Resultate – nicht ohne Risiko – aber Resultate. Die nun folgenden knapp zweieinhalb Jahre in verschiedenen »Einrichtungen« mit teilweise stark gewöhnungsbedürftigen Menschen in Zwangsgemeinschaft auf sehr engem Raum haben geprägt. Für ein ganzes Leben. Aber mein Sinn, mein unbändiges Verlangen nach einem Leben ohne engstirnige Einengung, Selbstbestimmung, Verantwortung und Freizügigkeit haben sich erfüllt!

Nach der Zeit, in der Glasbausteine den Ausblick verwehrten, der garagengroße, hoch ummauerte »Auslauf« nur die Sicht Richtung Himmel freigab, hat das Wort und die Bedeutung »Horizont«, und zwar in jeder Lebenslage, einen ganz speziellen Wert für mich. Trotz alledem bin ich insgesamt mit meinem Leben versöhnt und bin nicht unzufrieden. Aber manchmal stelle ich mir durchaus auch die Frage: »Was wäre wohl geschehen, wenn ich nicht …?«

3.8 Frau J.: Innere Mauern

Freiheit und Verantwortung? Um meinen Beitrag vollends zu verstehen, sollte man die Beiträge der ersten beiden Bücher gelesen haben.

Bin ich frei? Vielleicht ein wenig. Frei zu äußern was ich denke, ja! Ich kann gehen wohin ich will und machen was ich gern möchte. Das mag viel oder wenig Freiheit sein. Vor ein paar Jahren hätte ich es als viel empfunden, heute nach sechs Jahren Therapie und vielen Stunden sehe ich das etwas anders. Ich betrachte mich selbst als unfrei. Der Gürtel der Vergangenheit hat sich gelockert, ist aber nicht verschwunden. Dass die Aufarbeitung des Erlebten so schwer ist und mich immer wieder an den Rand des emotional ertragbaren drängt, hatte ich weder erahnt noch eine Vorstellung davon. Es macht mir Angst und es prägt mein Leben seit über 40 Jahren.

Das setzt sich auch in meiner Familie fort und ist am schwersten für mich. Gern würde ich mehr mit meinen Kindern darüber reden und was das alles mit mir macht. Dieses Thema ist bis auf wenige Ausnahmen tabu, wer will auch schon eine Mutter haben, die schnell an ihre emotionalen Grenzen kommt und dann weint. Ich glaube, es würde mir mal so richtig guttun und wäre befreiend.

Ja, aus der starken Powerfrau, die ihre Mauern eingerissen hat, ist eine sensible Person geworden. Das hat natürlich auch gesundheitliche Folgen: Migräne, Bluthochdruck, Diabetes, Depression. Ich bin verletzlicher geworden und wäge auch genau ab, wohin Gespräche innerhalb der Familie gehen, um nicht verbal verletzt zu werden. Es gelingt mir leider nicht immer.

Anders sieht es im öffentlichen Leben aus. Da nehme ich mir die Freiheit und die Verantwortung, über die Vergangenheit zu sprechen, wenn wieder mal die ewig Gestrigen über den Dingen stehen wollen und behaupten: Stimmt doch alles gar nicht, so schlimm war es doch nicht und jeder wäre ja selbst schuld gewesen … Da ist sie wieder, die Kämpferin – oder etwa die Frau, die wieder langsam eine Mauer um sich baut? Das werde ich sicher in den nächsten Therapiestunden herausfinden. Doch was sagen meine Kinder über meine Veränderungen, seit ich in Therapie bin?

J.: Ich bin da zwiegespalten. Man merkt ihr an, wenn sie lange keinen Termin hatte. Dann ist sie viel schneller gereizt. Aber im Großen und Ganzen ist sie ausgeglichener. Nach ihren Terminen beim Doc ist sie umgänglicher, nicht so engstirnig. Sie sollte mehr loslassen. Es herrscht bei ihr ein großes Unverständnis, wenn die Dinge nicht so laufen, wie sie es sich wünscht. Man hat oft das Gefühl, ihr nichts recht machen zu können.

M.: Ich fand es anfangs ganz gut. Sie hat sich geöffnet und auch mal über Gefühle geredet. Keine Ahnung, woran es liegt, aber es wird anstrengender. Man weiß nie, was beim nächsten Treffen passiert. Sie ist kaum noch kritikfähig, sondern gleich beleidigt. Sie mischt sich überall ein und übertreibt immer gleich. Ständig muss man sich genau überlegen, was man sagt.

S.: Ich finde, sie ist feinfühliger, empfindlicher. Sie reagiert schneller und frisst nichts mehr in sich rein. Sie orientiert sich und macht Dinge, die ihr Spaß machen. Sie kümmert sich um ihre Gesundheit. Sie hat auch Spaß daran, rauszugehen und was zu erleben. Sie traut sich mehr. Aber man muss auch überlegen, was man sagen kann. Sie kommt heut besser damit klar, wenn man sich länger nicht meldet. Anfangs hat man gar nicht so gemerkt, dass sie eine Therapie macht. Später hat man gemerkt, wenn mal eine Sitzung nicht so gut lief. Man spürt, dass sie offener ist, sensibler.

C.: Ich war auf jeden Fall froh darüber, dass sie eine Therapie macht. Und bin es noch, auch wenn es ihr manchmal auf den Keks geht inzwischen. Ich kann mit ihr über viele Dinge jetzt anders bzw. überhaupt reden, was vorher kaum möglich war. Aber auch ich kann die Überempfindlichkeit bestätigen, die vorherrscht, wenn etwas nicht wie gewünscht läuft. Allerdings war das vor der Therapie auch schon so. Vielleicht nicht so offen oder so umgehend, aber es ist nichts Neues für mich. Auf der anderen Seite klappt das mit dem Einsehen mancher unveränderlichen Dinge viel besser. Nicht immer gleich und sofort, aber sie muss nicht mehr bei jedem Thema mit dem Kopf durch die Wand. Mir ist bisher noch kein Zusammenhang mit den jeweils stattfindenden Terminen aufgefallen, aber tagesformabhängig macht sie für mich insgesamt einen gelasseneren Eindruck als noch vor ein paar Jahren.

Die seelischen Narben von Frau J. zeigen sich neben Stimmungsschwankungen und Ängsten in vielfältigen psychosomatischen Beschwerden. Die körperlichen Erkrankungen wie tablettenpflichtiger Diabetes mellitus und ein labiler Bluthochdruck sind Ausdruck der traumabedingten somatischen Depression.

Die Coronakrise kann sie als Chance der Besinnung nutzen und nach innen gucken. Sie treibt mehr Sport, malt gern und ist näher bei sich. Die Entschleunigung kommt ihr zugute. Insgesamt gibt es bei Frau J. eine gute Entwicklung zu verzeichnen. Sie ist mit den Kindern versöhnt, erreicht bald den Ruhestand, hat sechs Enkel und betreibt mehr Selbstfürsorge.

3.9 OV »Sänger«: Immer an Grenzen

Wie gehe ich mit Freiheit und Verantwortung um? Was habe ich aus meinem Leben gemacht? Behaupten vor Enthaupten: Was ist wirklich wichtig? Bin ich für mich und andere zum Wesentlichen gekommen? Zieht eine Spielstörung als Kind eine Arbeitsstörung als Erwachsener nach sich?

Meine Eltern haben mir das Leben geschenkt. Dafür bin ich dankbar. Darüber hinaus ist es das Verdienst meiner Eltern, dass ich als Kind spielen durfte. In der Schule und beim Studium habe ich lernen gelernt. Die Motivation für meine tägliche Arbeit ziehe ich daraus. Natürlich habe ich manchmal auch keine Lust, aber das vergeht dann wieder. Da die Kräfte im Alter nachlassen, kämpfe ich zurzeit damit, die Arbeit schrittweise weiter loszulassen. Das ist kein leichter, doch sehr notwendiger Prozess, um gesund zu bleiben. Was brauche ich wirklich? Das Leben wird aus meiner Sicht von einem inneren Kompass gesteuert. Der Sinn besteht im Sein. Als Teil des Ganzen ist Leben immer Veränderung.

Als OV »Sänger«, OV »Liedermacher« saß ich 90 Tage aus politischen Gründen (Paragraf 106 »Staatsfeindliche Hetze«, Paragraf 219 »Ungesetzliche Verbindungsaufnahme«) wegen einigen meiner (gesellschaftskritischen) Lieder in Untersuchungshaft. Am 24. Juli 1984 wurde ich verurteilt zu 30 Monaten Bewährung und zu 14 Monaten Freiheitsentzug im Wiederholungsfall. Im Januar 1987 feierte ich das Ende meiner Bewährungszeit im Rahmen eines Auftrittes. Als im Oktober 1989 meine Doktorarbeit zur Verteidigung eingereicht wurde, war ich nicht mehr vorbestraft. Am 6. März 1990 konnte ich die Arbeit erfolgreich verteidigen und den akademischen Grad eines Dr. med. erlangen. Kurz vorher wurde ich Facharzt für Anästhesie und Intensivmedizin. 1992 erfolgte die gerichtliche Rehabilitierung vom Amtsgericht Tiergarten als zu Unrecht politisch Verfolgter und Verurteilter.

Im selben Jahr wurde ich Facharzt für Psychotherapie (später umbenannt in Facharzt für Psychosomatische Medizin und Psychotherapie) und 1999 Psychoanalytiker. Seit 1993 arbeite ich in eigener Praxis und bin außerdem noch Lehranalytiker, Dozent und Supervisor am Institut der Arbeitsgemeinschaft für Psychoanalyse und Psychotherapie Berlin (APB).

Als Liedermacher und Autor gebe ich weltweit kleine Konzerte und halte Vorträge über gesundheitliche Folgen politischer Haft. Als ich nach 1989 meine Reisetätigkeit erweitern konnte, hatte ich von der großen weiten Welt keine Ahnung. Die Käseglocke DDR hinterließ Wirkung. Mittlerweile war ich in über 125 Ländern unterwegs und möchte mir einen Eindruck vor Ort verschaffen.

In einer Diplomarbeit, in der ich als Protagonist diente, wird deutlich, dass es nicht um demokratische Mitgestaltung ging, die ich mir immer gewünscht habe, sondern um Machterhalt, denn Feind war, wer anders dachte:

> »Grundsätzlich machte der Genosse Minister in diesem Zusammenhang in seiner Rede auf der Parteiaktivtagung des MfS am 1.10.1987 deutlich, dass es in der gegenwärtigen internationalen Klassenkampfsituation mehr denn je um den Kampf gegen den Feind geht. Er erhob die Forderung, dass die Aufklärung feindlicher Kräfte so erfolgen muss, dass sie zum politisch geeigneten Zeitpunkt liquidiert werden können« (Hauptmann, 1987, S. 7f.).

Wenn ich das heute lese, kommen Wut und Angst hoch. Für mich ist unfassbar, dass ich als Feind bezeichnet wurde und deshalb zum geeigneten Zeitpunkt vernichtet werden sollte. Ich hatte mich auf einen Machtkampf wie zwischen David und Goliath eingelassen. Ich brauchte Verbündete, und die habe ich bis heute.

Ein paar weitere Gedanken möchte ich noch vorausschicken. Dabei gehe ich chronologisch vor und beginne mit meiner Entstehungsgeschichte. Ich wuchs in einer sehr lieblichen Landschaft in Westthüringen auf. Der Geburtsort Creuzburg ist voller Geschichten. Darüber hinaus zog es mich immer wieder zum Rennsteig (Ludwig, 1980), dem Höhenweg des Thüringer Waldes, den ich zu Fuß und mit Skiern überquerte und durchwanderte. Meine Mutter und mein Vater hatten aus erster Ehe jeweils einen Jungen, bevor ich im September 1955 als gemeinsamer Sohn auf die Welt kam. An dem Tag, als ich geboren wurde, starb die Mutter meines Vaters. Ein Willkommen für mich mit Trauer und Freude.

Was für eine Stellung nahm ich als dritter Sohn ein, nachdem die anderen Söhne bei den ehemaligen Partnern aufwuchsen? War ich eine Art Versöhnungskind, ein Sonnenschein oder gar der Retter nach den Verlusten? Das sind bis heute offene Fragen. Ich spürte in mir einen erhöhten Erwartungsdruck, unbedingt gut, sogar der Beste sein zu müssen. Daraus haben sich meine grundlegenden Muster entwickelt in der Familie, im Beruf und als Liedermacher.

Aus Schuldgefühlen gegenüber ihrem ersten Sohn bevorzugte mich meine Mutter. Tatsächlich, ich sollte ihr Bester und auch sonst der Beste sein. Eine Erwartung und Bürde, die ich heute noch in mir trage. Auf meine Mutter konnte ich mich verlassen, sie stand immer zu mir. Von den Büchern, die sie mir vorlas, sind mir drei in besonderer Erinnerung: *Kleiner Troll auf großer Reise* prägte meine Reisewünsche, *Birliban* prägte meinen Eigensinn und *An den Ufern des Ogowe*, ein Buch über Albert Schweitzer und sein Urwaldhospital in Lambaréné, im heutigen Gabun, prägte meinen Berufswunsch.

Mein Vater als Lehrer brachte mir die Freude am Lernen bei, kein Fachidiot zu werden, gut Schach zu spielen, philosophisch und logisch zu denken. Er ließ mir eine humanistische Bildung angedeihen. Meine Grundhaltung war und ist: Ich möchte gestalten, verändern. Das Aufgehobensein im Klang ist mein existenzieller Teppich. Die gesamte Menschheit auf die Couch zu nehmen, ist schier unmöglich. Und wenn ich an mein Leben denke, bin ich verwundert, wie schnell es vergangen ist.

Gehe ich gedanklich jedoch in die einzelnen Lebensabschnitte zurück, Kindheit, Jugend, Studium, Familie, politische Haft, die Zeit bis 1989, die Zeit danach bis heute, dann wird es vielfältig. Geschichten und Erinnerungen kommen und gehen. Wie fühlt sich ein gelebtes Leben an? Was hat mich geprägt? Wie deutsch bin ich? Bin ich durch meine Reisen interkulturell geworden? Meine eigene Heterogenität zu symbolisieren, ist das Anliegen dieses Buches. Das geschieht im engen Kontakt mit der Biografie. Nicht über alles wächst Gras, unverarbeitete Erlebnisse kommen zu verschiedenen Anlässen wieder hoch. Das gilt für Haftereignisse, wie für Kindheitsgeschehnisse. Mein Kopf ist voller Lieder. Er sucht nach Ausdruck. Was sind meine Wörter?

Gerne umgebe ich mich mit klugen Leuten. Das bedeutet Konkurrenz, aber auch Anregung. Es wird immer alles schlimmer und immer alles anders. Stimmt das? Welche Bedeutung hatte meine Lehranalyse? Eine humanistische Erziehung, Freude am Spielen und Lernen, das sind tiefe Prägungen. Dafür bin ich meinen Eltern dankbar.

Über meine Tramperzeit habe ich bisher wenig geschrieben. Sie ist die Zeit der größten Freiheit in meinem Leben. Es geht mir heute noch gegen die Tramperehre, nach Mallorca zu reisen. Ich habe gelernt, das Positive zu sehen. Da geht es mir ähnlich wie Eckart von Hirschhausen (zusammen mit Tobias Esch, 2018). In der geistigen Nahrung sind mein Problem Entgrenzung und Maßlosigkeit. Verstehen und Einsicht sind der Weg zur Veränderung. Da ist ein Störfeld. Ich versuche, es zu klären und durch Liebe zu heilen.

Nach allen meinen Erfahrungen kann ich sagen, dass mein Leben tiefer und schwerer geworden ist. Die Musik gibt mir wiederum Leichtigkeit durch das Aufgehobensein im Klang. Ich bin mit mir und der Welt mehr verbunden. Wenn man sich am Leben beteiligt, birgt das Risiken und Glücksmomente. Ein Leben im Laufschritt ist Atemtherapie. So konnte ich auf Abfahrtslauf gern verzichten. »Du verschenkst zu viel«, sagte einmal ein befreundeter Liedermacher zu mir. Zunächst verstand ich nicht, was er meinte. Zu schnell war Gelungenes verklungen. Darum habe ich es besser ausgesungen.

Der Glückszustand entsteht, wenn ich mit meiner Tätigkeit verschmelze und die Zeit um mich herum vergesse. Da gibt es eine Übereinstimmung von Fähigkeit und Anforderung. Mein Leben ist mobiler, anstrengender, weiter und tiefer geworden. Manchmal denke ich: Wie klein doch die DDR war und wie übersichtlich das Leben. Da werde ich kurzeitig etwas ostalgisch. Dann spüre ich die fürchterliche Einengung und freue mich über die jetzige Freiheit mit allen ihren Risiken.

Interessant wird es dann, wenn aus Freiheit Verantwortung wird. Warum gehe ich immer wieder an Grenzen außen und innen? Auch in diesem Buch werden Behandlungsbeispiele vorgestellt. Was geschieht in einer psychoanalytischen Sitzung? Drei Begriffe sind dabei hilfreich: Feld – Begegnung – Ereignis. Der Begriff des Feldes fasst die Dynamik der psychoanalytischen Situation in einer räumlichen Metapher. Ereignis bezeichnet das zeitliche Jetzt von Veränderung und Bewegung. Beides konvertiert im Begriff der Begegnung.

In den Lebensläufen der politisch Verfolgten gibt es oft den Versuch, eine Perspektive in der DDR zu entwickeln. Erst wenn diese misslingt, kommt es zu Zuspitzungen, die in eine Inhaftierung führen können. Im

Falle von Haft stellt sich die Frage, wie diese verarbeitet wird, ebenso die Zeit danach, die oftmals ebenfalls schwierig ist. Wo stehe ich heute? Ich bin dankbar für meine Kindheit, in der ich spielen konnte. Das ist eine Ressource bis heute. Der eigene Narzissmus kann am Leben heilen. Der Narzisst möchte in erster Linie bewundert, dann geliebt werden. Zu viel Narzissmus schadet, weil man nicht von sich wegkommt und zu wenig getrennt die Fähigkeiten des anderen sieht. Ein reifer Mensch sollte über genügend Selbst- und über genügend Objektliebe verfügen. Das ist ein Ideal, dem wir uns annähern. Waren es zunächst ostdeutsche Biografien, die mich beschäftigten, dann zunehmend auch westdeutsche, bald wurden es europäische und mittlerweile internationale Lebensläufe von allen Erdteilen. Das hängt neben den analytischen Therapien natürlich ebenfalls mit meiner Reise- und Vortragstätigkeit zusammen.

Ein philosophischer Gedanke: Nichtgeborensein ist das Höchste. Wenn es dann zur Geburt kommt, was braucht der Mensch wirklich? Ich durfte Medizin studieren. Das war eine Ehre. Die Veränderbarkeit ist das zentrale Problem für die Menschen, so Erika Josephine Kunz (2015). Sie beschreibt in der von ihr entwickelten Inhärenzmethode die Angst vor Veränderung. Der Kampf zwischen Gut und Böse ist, überblickt man die bisherige Geschichte der Menschheit, ewiglich. Am Ende könnte das Zielfoto entscheiden, ob die Menschen überleben.

In diesem Buch kommen alle 20 Protagonistinnen und Protagonisten aus den früheren Büchern wieder zu Wort, fünf weitere stoßen hinzu. Sie alle teilen ihre Gedanken zum Thema Freiheit und Verantwortung mit. Damit wird der Langzeitverlauf weiter dokumentiert. Das Thema Trauma und Kreativität soll auf diese Weise fortgeführt werden. Das Trauma symbolisieren und loslassen können … Schönheit und Freiheit sind starke Ressourcen. Schönes hilft heilen. Dazu gehört die Liebe. Eine Kollegin sagte: »Liebe ist wie Kernschmelze.« Gesunde Selbstliebe ist gefragt, wenn die Liquidation der politischen Häftlinge als Kriminelle und Verbrecher auf der Tagesordnung stand.

Bin ich mit mir versöhnt? Haben sich meine Kindheitsträume erfüllt? Ich wollte die Welt sehen, Arzt werden, Familie und Kinder haben, Liedermacher sein. In meiner eigenen Aufarbeitung gibt es Lücken. So habe ich meine Denunziantin bisher nicht aufgesucht. Ihre IM-Handlung hatte mich schließlich ins Gefängnis gebracht. Sollte ich dem noch nachgehen? Als Arzt bin ich noch nicht im Ruhestand und als Liedermacher weiter auf Tournee. Das regelmäßige Singen schafft inneren Raum, bündelt Energien und dient der inneren Sammlung. Hier sei auf Martin Schleskes (2016) Buch über den unerhörten Sinn des Lebens verwiesen.

Eine Ethik für verantwortliche Politiker: Bin ich Diener des Großkapitals oder kann ich mich dem teilweise widersetzen? Ist es nicht immer wieder eine entsprechende Ethik, die uns zu Menschen macht? Das Salz in der sozialen Suppe ist der liebevolle Umgang, ähnlich die gegenseitige Rücksichtnahme im Paragraf 1 der Straßenverkehrsordnung.

Ich bin so dankbar, gesund zu sein, an meiner Hafterfahrung heute nicht mehr zu leiden im Sinne einer Traumatisierung. Das trifft allerdings nur für eine Minderheit zu. Die meisten Betroffenen leiden bis heute. Gefängnis macht krank, macht aber auch widerstandsfähiger. Und Haft war oft das Resultat einer längeren Verfolgung. So würde ich meine Verfolgungszeit als OV »Sänger« auf zehn Jahre von 1979 bis 1989 datieren. Doch das Thema Denunziation ist für die operative Psychologie der Staatssicherheit und für das paranoide Netz der Überwachung aus psychologischer Sicht zeitlos.

Nach meinem 60. Geburtstag bin ich gelassener und selbstbewusster geworden und gebe mir mehr Wertschätzung. Es tut gut, Menschen zu haben, die einem guttun. Nur so ist Heilung möglich. Dies ist an den Lebensläufen meiner Patientinnen und Patienten immer wieder neu zu lernen. Die große Mehrheit der Menschen möchte ihre Ruhe und in Frieden leben. Eine Kultur des Verstehens und Mitgefühls in den Familien ist die Grundlage dafür.

Ich kehre zum Persönlichen zurück. Warum gehe ich immer wieder an Grenzen, setze mich so einem erhöhten Lebensrisiko aus? Das ist tief in meiner Persönlichkeit verwurzelt mit familiären und gesellschaftlichen Prägungen. So begebe ich mich in einen schmerzhaften und spielerischen Lernprozess. Ambiguitäts- oder Ambivalenztoleranz zu erlangen, bedeutet einen lebenslangen Vorgang. Manchmal sehe ich mich mit meinem hohen Ich-Ideal wie ein Zehnkämpfer.

Warum interessiert mich Geschichte eigentlich so? Ist Geschichte nicht das, was man selbst nicht mehr erlebt hat? Hier kann man in Ruhe gucken. Das ist es. Ich freue mich, dass ich bin, ist heute mein Leitsatz. Früher war ich bedrückter. Doch Widersprüche auszuhalten bis hin zu Vernichtungs- und Glücksgefühlen bleibt einem auch nach seinem 60. Geburtstag nicht erspart. Existenzielle Spannung kann produktiv sein, weil sie auf das Wesentliche fokussiert. Das kann sich so weit verdichten, dass man seine Mission lebt. Und wichtig ist bei alledem, aus seinen Fehlern zu lernen.

Glück ist das große Ziel. Glücksforscher nennen drei wichtige Punkte: erstens mit der Tätigkeit verschmelzen, zweitens Zeit und Raum vergessen, drittens Anforderungen und Können ins Gleichgewicht bringen. Damit kann jeder selbst prüfen, wie oft er Glücksmomente erlebt. Allerdings habe ich die Bedeutung von Haupt- und Nebenrealitäten früher unterschätzt. Zu viel Eigensinn kann die allgemeine Verständlichkeit beeinträchtigen. Das Ziel sollte sein, eine Hauptrealität zu erreichen. Ein gesunder Eigensinn ist jedoch auch nötig, um nicht stromlinienförmiger Mainstreamer zu werden. Geltungssucht, Gier und Narzissmus hingegen sind zu erkennen. Die Anteile sind in jedem von uns, es kommt am Ende auf die richtige Mischung an. Der Umgang mit eigener Ambiguität und Zerrissenheit sind wie ein Crescendo und Decrescendo – entsetzt, erschüttert, entlastet, erhellt. In einem lebenslangen Lernprozess sind diese Qualitäten im sozialen Netz zu bearbeiten. Extremsituationen dienen dem Überleben, können Überlebenskräfte freisetzen.

Meine seelischen Narben sind erhöhte Wachsamkeit und Diktaturängste. Freiheit brauche ich wie die Luft zum Atmen, Verantwortung für die tägliche Entwicklung. Zusammenfassend darf ich sagen, dass ich mit meiner Verfolgungsgeschichte nicht nur versöhnt bin, sondern mich in der Lage sehe, anderen Betroffenen zu helfen. Dabei helfen mir meine Familie, meine Kollegen und Kolleginnen, meine Freundinnen und Freunde, meine psychoanalytische und künstlerische Arbeit. So bleibt mir als Ausklang ein Gedicht:

November 2020, Nr. 1304

Mein Vater war ein Philosoph.
Er lehrte mich den Widerspruch.
Mein Klassenlehrer war nicht doof.
Und witterte bald Brandgeruch.

Denn, wer sich selber hinterfragt.
So war es dann im kalten Krieg
Den hielt der Lehrer für gewagt
Weil er gefährdete den Sieg.

Mein Vater war ein Philosoph
Und spielte ausgezeichnet Schach

Mein Klassenlehrer war nicht doof.
Das führte bald zum nächsten Krach.

Wir wollten Bobby Fischer sein.
Der siegte für den Klassenfeind.
Poetisch sang ich Lieder ein.
Dass dieses Deutschland sich vereint.

Mein Vater war ein Philosoph
Und ich bin Arzt und Sänger.
Das fanden er und ich nicht doof.
Das hält bis heut und länger.

3.10 Herr F.: Ausreise, ein Menschenrecht

Gleich vorweg: Die beiden abstrakten Begriffe Freiheit und Verantwortung ergeben nur in wechselseitiger Abhängigkeit einen Sinn. Besonders als Kind verspürten die meisten der im oder kurz nach dem Krieg Geborenen schon den Drang nach Freiheit insoweit, dass sie die von den Autoritäten (Eltern, Verwandte, Lehrer, Hausmeister, Polizisten etc.) durch Regeln und Bestrafungen gesetzten Grenzen zumeist erst durch eigene Erfahrungen auszuloten suchten. Das Spielen oder das Stöbern in Ruinen und Bombentrichtern war besonders für Jungs reizvoll, obwohl die Eltern uns davor warnten, denn wir fanden noch Waffenteile, Munition verschiedenster Kaliber, später dann auf Feldern und in Wäldern auch Flugblätter auf Russisch und Deutsch, die den Erwachsenen als gefährlich galten, weil sie mit dem Wind aus dem Westen kamen, also vom Klassenfeind stammen sollten.

Im Jahr 1953 geschah zweimal etwas Eigenartiges: Im März war ich acht Jahre alt. Ich war öfter bei meinem Hausfreund Hagen zum Spielen. Er war zwei Jahre jünger als ich und wohnte bei seinen Eltern mit zwei jüngeren Brüdern eine Etage unter uns. Es muss der Samstagnachmittag am 7. März 1953 gewesen sein, denn Hagens Vater Manfred, ein mürrischer Steinmetz, war gerade nach Hause gekommen, am Sonnabend wurde nur bis Mittag gearbeitet. Dann klingelte es und unser kleinwüchsiger und glatzköpfiger Nachbar Walter, der Kino-Direktor, mit dem mein Pflegevater Skat oder Doppelkopf spielte, kam aufgeregt herein und warf sich dem muskulösen

Manfred an die Brust: »Weißt du schon? Stalin ...« Er schluchzte: »Väterchen Stalin ...« Beiden Männern flossen die Tränen. Sie konnten es nicht fassen und schluchzten. Ihr Gott Stalin hatte das Zeitliche gesegnet. Wir Jungs standen fassungslos daneben. Noch nie hatten wir Männer weinen gesehen. Beide waren die einzigen SED-Genossen im Haus. Ihr Gott war nun gestorben, einfach so, ohne Vorankündigung. Väterchen Stalin, der Generalissimo, der »große Freund des deutschen Volkes«, der »weise Führer aller Völker«, der »größte Mensch unserer Epoche«, wie der damalige Generalsekretär des Zentralkomitees der SED und Stalinist Walter Ulbricht meinte.

Als ich dann zu meinen Eltern hochging, erlebte ich das Kontrastprogramm. Sie waren gut gelaunt. Freuten sie sich etwa, dass Stalin, dessen Porträt auch in unserem Klassenzimmer hing, gestorben war? »Gott sei Dank«, entfleuchte es meiner Mutter, als ich Stalin erwähnte. Vater guckte sie streng an. Sie schaltete einen Westsender an, der keine Trauermusik brachte, sondern fröhliche Tanzmusik. Sie konnten sich wegen mir nur verhalten über den Tod des »Ewig-Lebenden« freuen. Ich sollte es nicht mitbekommen, damit ich sie nicht in der Schule verraten könnte in meiner grenzenlosen Naivität, denn das konnte noch immer heißen: »Ab nach Sibirien!« Die brisanten Schlüsselworte meiner Kindheit hießen demzufolge: »Abgeholt« und »Abgehauen«.

Am 17. Juni desselben Jahres stromerte ich wieder einmal mit Schulfreunden an der Elbe herum, zumeist dort, wo die Müglitz in die Elbe mündete. Als ich zurückkam, meistens mit schlechtem Gewissen, weil es schon später als erlaubt war, standen vor dem Rathaus ungewöhnlich viele Einwohner und hörten aufgeregt aufgeregten Rednern zu. Ich drängte mich durch die Massen auf dem Rathausvorplatz, dann noch 150 Meter durch die Bahnhofstraße. Ich hastete die Treppen hoch, Mutti öffnete die Tür, Vater drehte schnell das Radio aus. Sie sahen zwar äußerst besorgt aus, aber beachteten mich kaum. Sie schimpften gar nicht, obwohl ich doch fast eine Stunde zu spät zu Hause angekommen war. Haben sie wieder RIAS gehört? Das war der Sender im amerikanischen Sektor, wie ich später erfuhr, da uns in der Schule beigebracht wurde, dass dieser böse Rundfunksender ein Hetzsender der amerikanischen Imperialisten sei.

Am nächsten Tag, das war ein Donnerstag, hingen überall in Heidenau Plakate herum mit der Überschrift »Befehl!« – die sowjetische Besatzungsmacht hatte den Ausnahmezustand verhängt. Es war verboten, nach 18 Uhr die Häuser zu verlassen. Am Tag durften nicht mehr als drei Personen in

Gruppen auf den Straßen anzutreffen sein. Wir standen zu viert vor dem Plakat, als wir Vati gegen 17 Uhr vom Bahnhof abgeholt hatten. Dort sah ich zwei sowjetische Panzer, überhaupt das erste Mal Panzer in meinem Leben. Ich konnte mit meinen achteinhalb Jahren bereits bis vier zählen und guckte Vater besorgt an. Er nahm mein Schwesterchen Gabi auf den Arm und sagte: »Ihr seid ja noch keine Personen.« Ich wollte protestieren, doch mehr interessierten mich die Panzer, und Mutti zog mich am Arm nach Hause.

Ein Arbeitskollege meines Vaters, der auch in Heidenau wohnte und ebenfalls zwei Kinder hatte, wurde wegen aktiver Teilnahme an den Protesten am 17. Juni 1953 nach Sibirien verschleppt und tauchte nie wieder auf. Mit Joachim, dem größeren der beiden Söhne, war ich einige Male zusammen im Kinderferienlager. Und kurz nach dem Volksaufstand 1953, von dem ich später in der Schule erfuhr, dass es ein von west-deutschen Agenten angezettelter »faschistischer Putschversuch« gewesen sei, kam auch mein Vati nicht von der Arbeit zurück, tage-, wochen-, monatelang. Meine Mutter weinte bei jeder Nichtigkeit. Sie wurde wortkarg und erklärte nur, Vati wäre auf Dienstreise. Dass mein Pflegevater »abgeholt« worden war, dass erfuhr ich erst als junger Erwachsener von meinen Tanten.

In dieser Zwiespältigkeit zwischen Familie und Schule, zwischen Privatleben und Staat sind viele Kinder in der SED-Diktatur aufgewachsen. Es sind wenige, die sich dann zumeist in der Pubertät gegen ihre Familie und gegen die meisten Freunde entschieden hatten. So auch ich, indem ich mich auf der Dresdner Kinder- und Jugendsportschule zusätzlich neben meinem früh ausgeprägten Interesse für bildende Kunst und Literatur noch mit Karl Marx abplagte. Das folgende Gedicht drückt meine damalige Stimmung ziemlich authentisch aus:

Fragen vor dem Abitur

Was bin ich?
Ein Mensch bin ich.
MENSCH – Wie stolz das klingt! (Gorki)
Bin ich nun einer oder bin ich keiner?
Ja, ja, bestimmt – doch nur ein kleiner.
Ich bin zwar einsdreisiebzig groß,
doch sonst ist nicht viel mit mir los,
fress achtzehn Jahre schon vom Brot der Menschensippe
und nicht ein Dankeswort kam über meine Lippe ...

Wo ich doch genau weiß
dass ich ein Mensch bin –
jung und gesund:
das sagt mein Mund
das riecht meine Nase
das sehen meine Augen
das hören meine Ohren
das tasten meine Hände

Zweifellos
ich bin ein Mensch –
bloß was für einer?
Wie bin ich?
Wer bin ich überhaupt?

Mein Ich hat gelernt:
zu sprechen
zu lesen
zu schreiben
zu rechnen
etwas dialektisch zu denken
bewusst zu sehen
auch zu lieben und zu hassen.
Kurz: alles nach dem neuesten Maß
der Menschen zu tun.

Na und?
Was wird aus mir?
Was soll nun werden?

Aus mir wird kein Exquisitladenkäufer
kein starker Raucher, auch kein Säufer
kein Handwerker mit übergroßem Magen
kein Funktionär mit Chauffeur und Wagen
kein Herr Direktor mit gehornter Brille
kein Politiker mit unbeugsamem Wille
kein Mörder
kein Dieb

Oho!
Was kann ich denn sonst noch werden?

Ach ja!
Künstler und Kommunist will ich ja werden,
aber ein richtiger!

Anschließend flog ich zweimal wegen Gedichten aus dem Studium, obwohl ich mich als Jungmarxist empfand. Das hatte zur Folge, dass ich mich nach dem Desaster am Institut für Kunsterziehung konsequent vom Malen entfernte, niemals wieder einen Pinsel anrührte und mich seitdem nur noch dem Schreiben widmete. Bei der zweiten vorzeitigen Exmatrikulation vom Leipziger Literaturinstitut spielte die Erwähnung vom 17. Juni 1953 in einem Gedicht die entscheidende Rolle. Zeitgleich wurde ich auch als Kandidat der SED gestrichen, was in mir einen solchen inneren Schmerz auslöste, dass ich zumindest für ein paar Stunden bereit war, aus dem Leben zu fliehen.

Die Stasi kam als Retter und wollte mir helfen, wenn ich ihnen helfen würde. Fünfmal traf ich mich mit ihnen, jedoch mehr aus Neugierde, um sie kennenzulernen, was schwer war, denn sie waren verschlossen und gaben sich dumm. Aber so schlau war ich schon, ihnen nichts zu unterschreiben, nicht einmal eine Schweigeverpflichtung, geschweige denn eine Verpflichtungserklärung. Dafür bekam ich bald, wie sie mir androhten, »die Macht der Arbeiterklasse mit aller Gewalt« zu spüren. Zum Glück hatte ich gute Freunde, mit denen ich bald einen Künstlerkreis nach dem Vorbild der französischen Künstlergruppe »Nabis« bilden konnte, der mir vorerst Halt gab, denn wir versprachen uns, lediglich der Kunst treu zu bleiben.

In der Messestadt Leipzig kamen wir mit den Strömungen der 68er aus dem Westen in Berührung. Rings um die DDR herum blühten die Rebellionen auf, vor allem unter Studenten. Im Westen wollten sie nach den Vorbildern von Marx, Lenin, Trotzki, Mao oder »Ché« das kapitalistische System hinwegfegen, hingegen sehnte sich die rebellische Jugend in Warschau oder Prag nach den westlichen Freiheiten und Menschenrechten. Mein Herz schlug damals für den »Sozialismus mit menschlichem Antlitz«, wie er vorerst im »Prager Frühling« propagiert worden war.

Vieles musste ich doppelt erleben, um einigermaßen klug oder reif zu werden. So erlebte ich zwei Inhaftierungen wegen sogenannter »staatsfeindlicher Hetze«, immer im Zusammenhang mit der Forderung nach

Freiheiten und Menschenrechten. Für letzteres gab es immerhin einen Maßstab: die Allgemeine Erklärung der Menschenrechte von 1948. Als die DDR 1973 in die UNO aufgenommen wurde, berief ich mich auf Artikel 13, in dem es heißt: »Jeder hat das Recht, jedes Land, einschließlich seines eigenen, zu verlassen und in sein Land zurückzukehren.« Nachdem meine erste Ehe mitten in einem Leipziger Stasi-Vernehmerzimmer ohne Aussprachemöglichkeit geschieden worden war, bot man mir 1972 die Ausreise in die BRD an. Ich wollte weder meine drei Söhne, noch meine Künstlergruppe verlassen, obwohl auch die Sehnsucht nach dem kapitalistischen Westen in mir gestiegen war. Doch mein Trotz sagte mir: Wenn die das wollen, dann willst du das schon lange nicht!

Nach meiner Entlassung aus der Leipziger Stasi-Untersuchungshaft ohne Anklageerhebung durch »Erichs Krönungsamnestie« musste ich mich als Transportarbeiter bewähren. Der Zynismus, den ich während der Stasi-Vernehmungen erfuhr, heilte mich von meiner Illusion, dass es eine humane Diktatur des Proletariats geben könne. Doch die Feindbilder, die uns in der Schule und sonst wo gegen den Kapitalismus eingepflanzt worden waren, erloschen leider auch nicht so schnell. Und so ergab sich eine gefährliche Situation ohne festen Grund unter den Füßen. Doch bald entschied ich mich zusammen mit meiner zweiten Frau zu dem Menschenrecht der Ausreise. Dem wurde in der Abteilung Inneres vom Rat des Kreises widersprochen. Ebenso bei einem Bekannten, der bald zum Mitstreiter wurde, obwohl er einst selbst kurze Zeit für die Stasi gespitzelt hatte. Aber wir ließen uns nicht abspeisen und sammelten Unterschriften gegen die Verweigerung der Menschenrechte. 45 Unterschriften waren dem Dresdner Bezirksgericht in meinem Fall viereinhalb Jahre wert.

Im Zuchthaus Cottbus, wie die Strafanstalt von den Häftlingen genannt wurde, lernte ich tolle Haftkameraden kennen, denn ungefähr 80 Prozent waren hier aus politischen Gründen eingesperrt, zumeist wegen Fluchtversuchen. Es war schnell festzustellen, dass jene Politischen, die den verschiedensten christlichen Religionsgemeinschaften angehörten, mit Leid besser umgehen und Haftkameraden in der Not besser beistehen konnten. Das beeindruckte mich. Obwohl fast die Hälfte der Häftlinge Hochschulreife und hochqualifizierte Berufe besaß und manche sogar Parteigenossen waren, herrschte hier, besonders auch genährt durch die brutalen und dummdreisten Erziehungsmethoden des Strafvollzugs, ein knallhartes antikommunistisches Klima. Wer konnte nach Erfahrungen mit den fiesen Stasimethoden noch die DDR als demokratische Republik ernst nehmen?

Also hieß sie hier wie früher zu Adenauers Zeiten einfach »Zone«. Fast jeder wollte freigekauft werden, hatte also Ausreiseanträge gestellt und sang gern das verbotene Cottbus-Lied, in dem es hieß:

> Nach dem Westen strebt das Sehnen,
> dorthin, wo man Freiheit kennt,
> uns verbindet nichts mit denen,
> deren Macht nur Leben hemmt ...

Wegen solcher Gesänge wurde ich von meinem »Erzieher« Hoffrichter mit einem ausziehbaren Schlagstock zusammengeschlagen, bis ich blutend am Boden lag. Nicht zu Unrecht wurde er »Urian«, also Teufel, genannt, der jedoch als IM einen harmloseren Decknamen trug. Dennoch riskierte ich, die handgeschriebene Häftlingszeitung *Armes Deutschland* herzustellen, die sich als Gegenstück zur SED-Parteizeitung *Neues Deutschland* verstand, wissend, dass diese nach dem Vorbild der Weißen Rose ausgerichtete Aktion mir zwar nicht die Hinrichtung, jedoch fünf Jahre »Nachschlag« einbringen konnte. Von heute aus gesehen würde ich das als verantwortungslos bezeichnen, vor allem, da ich für mittlerweile vier Kinder zu sorgen hatte. Doch dank der Klugheit und des Mutes einiger Haftkameraden kam keine der von Hand zu Hand weitergereichten DIN-A4-Exemplare in die falschen Hände, sodass die Sache zwar bekannt wurde, aber kein Beweis vorlag, ich also nicht noch einmal verurteilt werden konnte, sondern nur isoliert wurde.

So durfte ich nach meinen insgesamt 347 Tagen Einzelhaft in den Stasi-Untersuchungshaftanstalten Leipzig und Dresden weitere 401 Tage in kalten, zumeist feuchten Kellerzellen in Cottbus verbringen, inklusive 63 Tage Arrest bei drei Scheiben Brot, früh und abends ein Getränk und aller zwei Tage eine Suppe. So wurde ich nicht nur durch Hunger und Kälte gequält, sondern auch dadurch, dass man auf einem Lattenrost ohne Matratze lediglich mit einer schmutzigen Decke zu schlafen hatte. Tagsüber 16 Stunden ohne Sitzplatz, nur in der Zelle herumlaufend, ohne Lese- oder Kontaktmöglichkeiten zu anderen Häftlingen. Solche Zustände gab es nicht einmal während des Krieges für Todeskandidaten unter den Nazis, jedenfalls nicht in Cottbus. Erst als ich auf einer Pressekonferenz am 21. September 1976 im Mauermuseum am Checkpoint Charlie darüber ungeschminkt berichtet hatte, verbesserten sich die Bedingungen etwas.

Besonders im Arrest musste ich immer wieder an meinen väterlichen Freund Heinz Kucharski denken, der als Indologe »eine zentrale Persönlichkeit des Hamburger Zweigs der Weißen Rose« gewesen sein soll und einigen von uns den Buddhismus und einige Yoga-Übungen nahegebracht hatte. Er saß bei der Gestapo vom November 1943 an in Einzelhaft und wurde im April 1945 zum Tode verurteilt. Auf dem Weg zur Hinrichtung konnte er fliehen. Ich war stolz, einen solchen mutigen Kämpfer gegen den Nationalsozialismus, der in Leipzig als Lektor ansässig war, in unsere Künstlergruppe geholt zu haben, für den ich sogar von ihm gewünschte Bücher aus der Deutschen Bücherei entwendet hatte, als ich dort vor meiner ersten Verhaftung als Nachtwächter tätig war. Neben der Sehnsucht nach meiner Familie war Kucharski derjenige, der mir durch sein Vorbild die Kraft zum Überleben geschenkt hatte. Es war in der Zelle verboten, Kraftübungen oder Gymnastik zu betreiben. Ich stand jedoch jeden Morgen gefühlte zehn Minuten bewegungslos auf dem Kopf, woran sich die Wärter erst gewöhnen mussten.

Ein großes Glück war, dass ich damals noch nicht wusste, dass Kucharski schon in der ersten Diktatur ein Verräter war und über 30 Freunde und Verwandte der Gestapo preisgegeben hatte, von denen acht nicht überlebten. In der zweiten deutschen Diktatur war er ein fleißiger und mehrfach ausgezeichneter Stasi-Mitarbeiter, der mithalf, dass allein aus unserer Künstlergruppe vier im Gefängnis landeten, drei davon im Zuchthaus Cottbus, wo 30 Jahre zuvor neun von ihm verratene Frauen einsaßen, darunter seine Mutter, seine Verlobte Margaretha Rothe, seine Lehrerin Erna Stahl und seine Klassenkameradin Traute Lafrenz, die als letzte Überlebende der Weißen Rose heute in den USA lebt.

Durch die kluge Hilfe von Haftkameraden konnte ich in der Einzelunterbringung, kurz EU genannt, durch hereingeschmuggeltes Papier sowie Kugelschreiberminen weiterhin das *Arme Deutschland* produzieren, denn hier in den Kellerzellen des Hauses II lebte ich etwas bequemer als im Arrest und durfte auch aller 14 Tage ein Buch aus der Knastbibliothek lesen und fast täglich das *Neue Deutschland*. Das hat nicht nur meinem Leben in der Isolation einen Sinn gegeben, sondern auch meinen Haftkameraden, wie ich durch einen Brief von Detlef Seyffarth erfuhr, der mir im Dezember 1976 dankend schrieb: »Die Gespräche mit Dir in Cottbus, die Lektüre des ARMEN DEUTSCHLAND u.a. gehörten zu den Dingen, die der Zeit in Cottbus einen bleibenden Sinn gaben.«

Die Sehnsucht nach Freiheit ist wohl in der Gefangenschaft neben der

Sehnsucht nach den engsten Verwandten und Freunden das Hauptthema sowohl der Gefühle als auch der Gedanken. Doch diese aufgestaute Sehnsucht kann auch zur Verzweiflung treiben, die eine schmerzhafte innere Unruhe verursacht und zerstörerisch wirkt. Solchen Ansätzen versuchte ich mit inneren Reflexionen zu begegnen, um den auch immer wieder aufkommenden Hass gegen meine Peiniger wieder auflösen zu können. Not lehrt beten heißt es, was ich nur bestätigen kann. Immer wieder fragte ich mich, wie das Jesus mit der Feindesliebe gemeint haben kann. Politische Gegner könnte ich lieben, denn das sind Menschen, die mich wie Konkurrenten mitunter auch unbequem zu Höchstleistungen antreiben. Der Streit zwischen Gegnern ist in einer Demokratie das Normale und ein wesentlicher Teil unserer Freiheit. Doch Feinde sind Freiheitsvernichter, Unmenschen, die meinen Liebsten und mir nach dem Leben trachten. Die soll ich lieben? Unmöglich! Zwar wollte ich nicht auf das Niveau derer sinken, denen der Hass gegen den Klassenfeind förmlich aus den Augen sprühte, aber wie sollte man solchen Feinden begegnen? Mit Witz und Intelligenz? Mit Gandhis gewaltlosem Widerstand? Mit traurigem Wegducken?

Martin Luther King meinte einst, Feindschaft werde durch Hass nur vervielfacht; sie zerstöre nicht nur den Gehassten, sondern auch den Hassenden: »Nur Liebe zum Feind könne diesen in einen Freund verwandeln und so die Feindschaft überwinden.« Ich versuchte das mehrfach gegenüber den uniformierten Gummiknüppelträgern anzuwenden, aber es blieb völlig unwirksam. Lediglich unter zwei Uniformen von ungefähr 30 Schließern und Offizieren konnte ich noch Menschen erkennen. King wurde erschossen und ging in die Geschichte ein; ich wurde gequält und schließlich wie »Vieh im innerdeutschen Handel« (Wolf Biermann) freigekauft. Seine Feinde zu lieben hieße auch, den Teufel lieben zu müssen – oder?

Nur eins würde ich beherzigen, mich nie auf das niedere, also höllische Niveau von Feinden zu begeben. Ich würde mich nicht rächen wollen, indem ich sie ebenso, wenn es die Gelegenheit zuließe, mit einem Schlagstock zu Boden prügeln oder anderswie misshandeln würde, wie sie es mit mir getan hatten. Aber ich würde sie nie verharmlosen, sondern stets als gewalttätige Unmenschen benennen. Es sei denn, sie entschuldigen sich oder ändern sich, dann würde ich jedem die Hand zur Versöhnung hinstrecken. Wirklich? Auch wenn ich hätte mit ansehen müssen, wenn ein Krieger meiner Frau und unseren Kindern vor meinen Augen den Kopf abgeschnitten hätte? Solchen Fanatikern soll ich verzeihen, sie gar lieben? Also auch Hitler und Stalin?

Die Sehnsucht nach Freiheit keimt besonders intensiv in Notlagen auf; im Krieg sehnt sich wohl jeder besonders stark nach Frieden. Beides ist die Voraussetzung für ein humanes Leben. Reicht das? Mir nicht, denn ich sympathisiere heute sehr mit dem auf Befehl Hitlers hingerichteten Dietrich Bonhoeffer, der als verantwortlicher Christ in seiner Zelle in Versform die *Stationen auf dem Wege zur Freiheit* aufschrieb, wovon ich die ersten beiden, Zucht und Tat, hier wiedergeben möchte:

> Ziehst du aus, die Freiheit zu suchen, so lerne vor allem
> Zucht der Sinne und deiner Seele, dass die Begierden
> und deine Glieder dich nicht bald hierhin, bald dorthin führen.
> Keusch sei dein Geist und dein Leib, gänzlich dir selbst unterworfen,
> und gehorsam, das Ziel zu suchen, das ihm gesetzt ist.
> Niemand erfährt das Geheimnis der Freiheit, es sei denn durch Zucht.
>
> Nicht das Beliebige, sondern das Rechte tun und wagen,
> nicht im Möglichen schweben, das Wirkliche tapfer ergreifen,
> nicht in der Flucht der Gedanken, allein in der Tat ist die Freiheit.
> Tritt aus ängstlichem Zögern heraus in den Sturm des Geschehens
> nur von Gottes Gebot und deinem Glauben getragen,
> und die Freiheit wird deinen Geist jauchzend umfangen.

Da ich 1976 nach meinem Freikauf durch die Bundesrepublik rasch die Vorteile einer freien demokratischen Wohlstandsgesellschaft kennen und lieben lernte, kam ich bald viel im Land als Zeitzeuge herum, um vor allem jungen Menschen anhand meiner kontrastreichen Erfahrungen die Vorzüge der Demokratie bewusst zu machen, die ihnen selbstverständlich waren. Natürlich bin ich ein Gegner aller Sozialismus-Varianten geworden, vor allem seitdem ich mich mit Marx-Kritikern und den Erfindern der sozialen Marktwirtschaft, den Ordoliberalen beschäftigt hatte, zu denen unter anderen Friedrich August von Hayek, Walter Eucken, Alfred Müller-Armack, Alexander Rüstow und Wilhelm Röpke gezählt werden.

Dass ich von bösartigen Journalisten, die mir mit einem über das ganze Land gespannten Zeitungsnetz und zudem über den Deutschlandfunk falsche Absichten und gefälschte Sätze in den Mund legten, ins Abseits und damit auch in eine gewisse Armut gedrängt wurde, regt mich kaum noch auf. Schlimmer ist, wenn Volksvertreter sich nicht mehr an ihren geleisteten Eid und unsere Gesetze halten. Obwohl schon über 80 Prozent der in Deutschland verabschiedeten Gesetze aus Brüssel stammen, bläht sich der Bundestag immer mehr auf. Ich selbst habe, wie angedeutet, schon ganz andere Situationen überstanden, aber ich fühle mich im Gegensatz zu vielen kinderlosen Politikern auch für meine Enkel und Urenkel verantwortlich. Freilich, eine Demokratie ist nicht das Himmelreich auf Erden, aber sie wartet gern unerwartet mit Überraschungen auf. Auch mit guten, die ich durch die Hilfe ehemaliger Haftkameraden erfahre, die mich und meinen Lebensmut moralisch, geistig und materiell unterstützen. Das ist eine Antwort, die sowohl zur Verantwortung als auch zur Freiheit in Demut regelrecht verführt.

Die seelischen Narben von Herrn F. finden sich in Gesprächssituationen, die einem Verhör gleichen. Hier kann es zum Abriss des Kontaktes kommen. Wenn er in schönen Situationen ist, kommen ihm ganz schnell die Tränen, ein anderes Mal ist er vom Erleben wie abgeschnitten. In Haft musste er im Sinne des Überlebens lernen, seine Gefühle abzuschalten. Außerdem entwickelte sich die Haltung im Gefängnis, dass das alles nicht richtig, nicht echt sei, um Existenzängste zu regulieren.

Nächtliche Albträume zeigen die Wirksamkeit der verfolgenden Objekte. Ein starkes Menschheitsideal und ein erhöhter Gerechtigkeitssinn sind Folgen der erlittenen Verletzungen. Dazu kommen Misstrauen und innere Unruhe. Die Coronakrise erlebt er bei Anerkennung der realen Gefahr als starke Einschränkung seiner Freiheit. Durch sein großes soziales Netz verfügt Herr F. über Ressourcen für Linderung und Trost des durchgemachten Schmerzes.

3.11 Frau B.: Niemals vergessen

Die seelischen Narben von Frau B. sind im Alltag sichtbar. Sie befindet sich in einem zunehmend chronischen Erschöpfungszustand als Ausdruck komplexer Traumafolgeschäden. Sie hat lange überlegt und nun einen Rentenantrag gestellt.

Ohne Freiheit hat ihr Leben keinen Sinn. Verantwortung hat der Staat für sie übernommen, bevor sie es selbst tun konnte. Über sie wurde bestimmt. Die Fesseln wirkten nach Torgau weiter, und sie wehrte sich. Heute hat dieser Kampf Spuren hinterlassen.

Bis zur achten Klasse hatte ich als Einzelkind eine wohlbehütete und schöne Kindheit mit meiner Familie und meinen Freunden. Als ich dann 14 Jahre war und die Jugendhilfe in mein Leben eingriff, änderte sich alles. Ich wollte einfach nur mein Leben leben, mit Freunden Musik hören und auf Konzerte gehen. Wir waren wie alle Jugendlichen so drauf, dass wir die Welt verändern wollten, doch das passte wohl nicht in das Bild der damaligen Diktatur. Aus Angst meiner Eltern, mir könnte etwas passieren und ich würde durch den Kontakt zu der Clique auf die schiefe Bahn geraten, wollten sie sich einen Rat von der Jugendhilfe holen. Und dann begann der Albtraum.

Ich durchlief die verschiedensten Einrichtungen der Jugendhilfe. Erst D-Heim, dann JWH Eilenburg, dann GJWH Torgau, wieder Eilenburg und dann Hummelshain. Die kleine Freiheit, sich zu entfalten, wurde mir dort, in den Jugendwerkhöfen, endgültig genommen. Ich denke, als ich das erste Mal in die Fänge der Jugendhilfe geraten bin, war mein weiterer Weg schon vorbestimmt.

In der Jugend war ich also eingeengt, hatte keinerlei Möglichkeit zu einer normalen Entwicklung sowie Entfaltung, meinen eigenen Weg zu gehen. Man wurde zwanghaft hineingepresst in die Erziehung zu einer sozialistischen Persönlichkeit, was ganz bestimmt nicht mein gewählter Weg war.

Und im Erwachsenenalter? Ich sehe es als Freiheit, zum Beispiel 2015 meinen gewünschten Beruf wählen und Weiterbildungen als mobile Altenpflegerin beginnen zu können. Freiheit und Verantwortung haben bei mir im Job zusammengefunden. Ebenso, als ich 2006 die Entscheidung traf, nach Kroatien zu gehen und dort für eine Zeit zu leben. Das war Freiheit.

Gebremst wurde ich jedoch auch, denn es war immer in meinem Kopf: Du darfst nicht auffallen, also nicht das tun, was man spontan macht, um sein Leben zu finden. Diese Lebensart schränkte mich stark ein. Erst als ich nach vierzehneinhalb Jahren des Schweigens begonnen habe, über das Erlebte zu sprechen, gewann ich langsam mein Selbstbewusstsein wieder. Ich begann, es mit Liedern zu verarbeiten und hab es hinaus in die Welt geschrien, was mich all die Jahre bedrückte. Und ich habe es mir zur Aufgabe gemacht, das Erlebte an die heutige Jugend weiterzugeben.

Das ist Verantwortung; wie auch mein Job. Für die mir anvertrauten Patienten trage ich Verantwortung und ich fühle mich dafür verantwortlich, dass es meiner heute 86-jährigen Mutter gut geht. Ich fühle mich ebenso verantwortlich, dass das dunkle Kapitel der DDR-Werkhöfe nicht in Vergessenheit gerät.

Ich bin mit mir versöhnt, denke ich ... Meinen inneren Frieden habe ich jedoch noch nicht gefunden. Obwohl ich mein Leben selbst bestimme, kommen in letzter Zeit extreme Dinge hervor, die mich völlig aus der Bahn werfen, ob im Job oder privat, Dinge, die tief in mir sind, holen mich wohl wieder ein. Ich bemerke immer wieder, dass ich anders bin und nichts daran ändern kann. Warum musste es mir passieren? Diese Frage stelle ich mir sehr oft.

Ob sich mein Einsatz gelohnt hat? Damals vielleicht weniger, da wir kaum Chancen hatten, das zu tun, was wir wollten. Doch heute möchte ich all das Erlebte weitergeben an die Jugend von heute, auch durch meine Lieder. Damit nie wieder Kinder und Jugendliche geprägt werden durch so ein System und jeder die Möglichkeit erfahren kann, sich frei entwickeln und den eigenen, den selbst gewählten Weg gehen zu können.

Über 30 Jahre nach Mauerfall kann ich von mir nur sagen, dass ich mir nichts mehr aufzwingen lasse, was mich kaputt macht. Dass ich weiter dafür kämpfe, dass das Erlebte niemals in Vergessenheit gerät.

3.12 Herr G.: Gezwungen, auf Mitmenschen zu verzichten

Auch Herr G. leidet unter chronischer Erschöpfung und Energielosigkeit. Und ohne Freiheit hat auch sein Leben keinen Sinn. Der DDR-Staat ließ ihm zu wenig Raum. Seiner Entwicklung wegen musste er der Fremdbestimmung entgehen. Es bleibt, wie bei allen politischen Häftlingen, ein Risiko. Es ist eine persönliche Entscheidung, Widerstand zu leisten. Die Verantwortung ist groß. Eine Psychotherapie kann von quälenden Schuldgefühlen entlasten.

Über das Thema Freiheit und Verantwortung könnte ich stundenlang reden. Gerade in der heutigen Zeit beobachte ich eine zunehmende Einschränkung von Freiheit. Damit meine ich nicht die virusbedingten Maßnahmen, sondern die zunehmende Spaltung der Gesellschaft in ideologische Lager. Ich werde immer häufiger mit meiner Meinung in die eine oder die andere Ecke gestellt. Ich bin kein AfD-Anhänger, weil ich für die Durchsetzung von Recht und Ordnung bin. Ich bin aber auch kein Kommunist, weil ich für die angemessene Besteuerung von digitalen und anderen Großkonzernen bin. Das erinnert mich doch sehr an DDR-Zeiten! Die Entwicklung geht in Richtung Bedeutungslosigkeit. Daraus ergibt sich für mich und jeden frei denkenden Menschen die Verantwortung, dieser Entwicklung im Rahmen der Möglichkeiten entgegenzuwirken.

Ich bin der Meinung, dass die rechte Diktatur Deutschland mehr geschadet hat als alle Viren und alle Flüchtlinge dieser Welt zusammen es je könnten. Was wäre aus Deutschland geworden, wenn die Nazis 1933 nicht ans Ruder gekommen wären? Eine DDR hätte es sicher nicht gegeben. Leider reißen bei dieser Lage alte Narben wieder auf, sodass ich öfter mal gezwungen bin, auf Mitmenschen zu verzichten.

3.13 Frau U.: Wieder da, wo wir ausbrachen

Wenn mir heute im Jahr 2021 jemand die Frage stellt, was mit der damals vor rund 40 Jahren (meine Ausreise aus der DDR) erkämpften Freiheit geworden ist, dem könnte ich glatt antworten: Wir leben wieder da, wo wir damals ausgebrochen sind.

Ich fühle mich als Mensch zweiter Klasse behandelt, habe nicht das Gefühl, meine Meinung frei äußern zu können, und denke, dass »die Politik« derzeit versagt. Mir fällt es schwer, so manches zu glauben, und habe leider eher den Eindruck, die machen was sie wollen, das Volk wird nicht mehr gehört, es kommt »dort oben« nichts mehr an. Die erste Klasse lebt in ihrer Welt und wir, »das Volk«, leben in der zweiten oder gar dritten Klasse, in der realen Welt. Es geht »dort oben« zu wie in einem Kasperle-Theater.

Nun ja, es ist vieles nicht mehr so, wofür es sich gelohnt hatte, die eigene Freiheit gegen ein Gefängnis einzutauschen, um dann in Freiheit leben zu können. Allerdings habe ich diesen Gedanken sicherlich schon seit knapp 20 Jahren. Eine Verantwortung kann ich zurzeit nicht weitergeben, da ich nicht weiß wofür.

Zurzeit stört mich die Angstmache in der Coronakrise. Noch heute leide ich unter Schlafstörungen, Albträumen, Stimmungsschwankungen, Ängsten und vielfältigen psychosomatischen Schmerzen am ganzen Körper. Es ist wichtig, dass ich weiter meine Therapie mache, um Halt und Ermutigung zu bekommen. Auch werden dadurch Ängste abgebaut. Insgesamt hatte sich mein Zustand schon gebessert, durch Corona aber wieder verschlechtert. Einige versorgungsrechtliche Fragen sind weiterhin ungeklärt und belasten mich ebenfalls.

Gegenüber den seelischen Narben bildet das soziale Netz von Frau U. ein verlässliches Heilmittel. Für ihre Kinder ist sie die Mitte, altersmäßig und sozial. Auch ihre Geschwister suchen den Kontakt zu ihr.

3.14 Herr K.-H.: Vom Ideal der Freiheit

Frei ist, wer keinem inneren, psychischen Zwang unterliegt. Das gilt insbesondere für die, die einst durch ein politisches System von Weltverbesserern ihre äußere Freiheit verloren, denen es jedoch später glückte, die Drangsalierungen zu verarbeiten.

Frei sein heißt auch: Befreit zu sein vom Ideal der Freiheit, sie aber trotz allem nicht trennen zu wollen vom Wort Verantwortung. Gerade dieses Ideal – beginnend bei den Wiedertäufern in Münster über die Französische Revolution bis hin zu den sozialistischen Ideologien von rechts bis links im letzten und noch in diesem Jahrhundert – hat nur Verderben über die betroffenen Länder gebracht. Denn abgekoppelt von Verantwortung läuft jede Freiheit ins Leere. Auch die persönliche. Alle Erfahrung lehrt, dass das erste und sicherste Kennzeichen desjenigen, der seine Freiheit zu realisieren wusstet, die Freude am verantwortlichen Handeln ist.

Innere Freiheit zeigt sich durch Humor. Wer über das, was er vertritt, nicht lachen kann, ist unselbstständig. Beispielsweise verschwand der ursprüngliche Freiheitsdrang der Protestanten bald in dogmatischer Spitzfindigkeit und versucht heute, sich durch Einmischen ins Politische – also dort, wo er nichts zu suchen hat – seiner Verantwortung endgültig zu entkommen. Man könnte sagen: Der Protestantismus als Konfession ist erledigt, weil er als Idee siegen durfte. Nicht besser steht es mit dem Willen zur Freiheit bei schöpferischer Betätigung. Kaum einen verlangt es wirklich danach. Gerade die verschriene, nur ein Minimum an Initiative erfordernde mechanische Arbeit ist das Ideal der meisten. Und die Forschung? Sie sucht Wahrheiten, um diese als verbindliche Autorität anzuerkennen.

Überall nur: Absicherung, Flucht vor der Freiheit, Rückversicherung im Beweis. Nur wenige verstanden, verstehen ihre Wahrheitssuche im Sinne Lessings, der tatsächlich ein freier Mann war. All dies erklärt, warum viele Politiker ihre Freiheitsrechte sehr wohl in Anspruch nehmen, jedoch nur alle Jubeljahre auf anderes bedacht scheinen, als darauf, sie genüsslich zu missbrauchen und deren ursprüngliche Idee zu diskreditieren. Darüber sollte sich niemand wundern. Das Recht, völlig unbekümmert um die

Belange anderer sein eigenes Ansehen zu befördern, verkörpert zwar ein schreiendes Unrecht, gilt aber als normal.

In unserer Fragestellung geht es jedoch um Persönliches: Wie lässt sich die im wahrsten Sinne des Wortes errungene innere Freiheit – die aus verschiedensten Gründen nicht jedem gelingt – mit Verantwortung verbinden? Das Freiheitsideal deckt sich nicht mit der Vorstellung von gesetzloser Ungebundenheit, zänkischem Verteidigen blinder Ansichten oder dem Nachgeben eigener Neigungen, sondern ist zuerst die Fähigkeit zu schöpferischer Initiative, zu der Möglichkeit, aus innerer Indifferenz Entscheidungen zu treffen. Von diesem Punkt aus gesehen wird klar, inwiefern jede fortschrittliche Veränderung durch den Menschen, selbst im Persönlichen, an seine Freiheit gebunden ist.

Freiheit kann nicht nur Mittel und Weg sein, sondern auch Ziel. Ihr tiefster Sinn ist das Gegenteil von Willkür: Gebundenheit des Unfreien in uns durch das Freie. Freiheit ist immer personal. Es kommt vom Standpunkt des Ideals der Freiheit nicht auf Rechte an, sondern auf das Sein. Der Held ist Urausdruck des Freien und Urbild des Menschen, der Schwierigkeiten zu beseitigen versucht. Deshalb ist die Tragödie sein typisches Schicksal. Freilich ist ein Held – als deutsches Missverständnis – gerade nicht ein Führer. Der Held bleibt einsam und ohne primäre Beziehung zur Gemeinschaft, der er jedoch seine Tugend schenkt. Das Ausleben der Freiheit setzt Disziplinierung all dessen voraus, was letztlich das Nicht-Freie im Menschen ist. Hier liegt der tiefste Grund des von jedermann instinktiv beachteten Gebots, seine persönliche Überzeugung (die nichts anderes ist als verantwortendes Einstehen für persönliche Einsicht und damit persönliches Sein) wie eine letzte Instanz zu verstehen – und koste dies das Leben. Kein politischer Gefangener in einem diktatorischen System würde diesen Satz missverstehen. Persönliche Überzeugung als unnachgiebiger Maßstab.

Don Quichote, der sich aller Widrigkeit zum Trotz zu seinem Ideal bekennt und scheitert, ist ein anderes schönes Beispiel. Hierzu gehört, dass die Strenge der Form, die jedes große Kunstwerk auszeichnet, strenger ist als die des perfektesten Moralsystems. Anarchische Kunststile sind kurzlebig oder schlagen typischerweise in ihr Gegenteil um, genauso wie manche Prostituierten als Betschwestern enden.

Für mich haben im Sinne dieser verkürzten Ausführungen Freiheit und Verantwortung zueinandergefunden. Ich bin längst wieder der, der ich vor meiner Haft in der DDR schon war: versöhnt mit mir, jedoch nicht mit dem System – versehen mit mehr und mehr nachlassenden Irritationen, die mir dieser Aufenthalt eingebrockt hatte. Einen Staat zu erhoffen mit Freien, die ihrer Verantwortung gerecht werden, ist illusorisch. Insofern ist in unserer Demokratie, mehr als 30 Jahre nach dem Fall der Mauer, nur zu konstatieren: Nichts bleibt – über Zukünftiges nachdenkend – so ungewiss wie menschliches Zusammenleben. An das Kultur-, nicht ans Schützengraben-Dasein müssen wir uns erst gewöhnen. Auch tritt der Fluch aller Demokratien mit jedem Jahr stärker zutage, nämlich die Feigheit gegenüber der öffentlichen Meinung. Da rettet uns selbst nicht der Satz: Solange ein Deutscher eine Weltanschauung für richtig hält, ist er identisch mit ihr. Denn genau dieser Deutsche steckt die ganze Welt in seinen ideologischen Grusel-Raum. Seine Identität will er ja nicht verlieren.

Wer Freiheit mit Verantwortung anstrebt und gern verwirklicht sähe, lebt mit dem Risiko. Meine Hoffnung ist: Was heutzutage wie eine Abkehr von Gott erscheint, mag sich zu guter Letzt als der Umweg zu ihm erweisen.

Es ist sicherlich eine wunderbare Ressource, so schreiben zu können. Aber Herr K.-H. hat auch seine seelischen Narben. Seine Albträume sind rückläufig, doch seine mitunter auftretenden Ängste in geschlossenen Räumen und ein Unbehagen in Situationen, in denen jemand ihm direkt gegenübersitzt, also ähnlich einer Verhörsituation, wirken bis heute nach.

3.15 Frau T.: Freiheit ist immer auch die der anderen

Als Dr. Bomberg vor einigen Monaten fast beiläufig erwähnte, dass er an einem neuen Buch zum Thema »Freiheit und Verantwortung« arbeite, ahnte ich nicht, was da auf mich zukam. Denn er bat mich, nein, ich hörte einen fordernden Ton heraus, einen Beitrag zu diesem Buch zu schreiben, wenn möglich innerhalb des nächsten halben Jahres. Ich war begeistert von der Verknüpfung so wesentlicher Werte wie Freiheit und Verantwortung, spürte aber auch ein Unbehagen, das wohl mit der Forderung als auch mit dem Thema zu tun hatte. Aber eine Idee war in mir entzündet, wie ich es nur aus meinen Kindheits- und Jugendjahren kannte. Doch diese Idee und meine dazu gehörenden Erfahrungen waren im DDR-Knast gestorben. Bei meinen Schreibversuchen, die ich schnell hinter mich bringen wollte, war ich zunehmend irritiert, verwarf alles wieder als ungenügend, und meine Abwehr verdichtete sich, wenn Dr. Bomberg mich an meinen zugesagten Beitrag erinnerte.

Mit Rückblick auf mein bisheriges Leben und in Anbetracht aktueller Notwendigkeiten schien doch alles klar zu sein: Ich hatte für meine Freiheit gekämpft und gelitten, mein Leben danach mutig und initiativ, mit Übernahme jedweder Verantwortung, die eine normale Biografie erfordert, gelebt. Und dennoch war ich mit dem bisher Gesagten und wieder Verworfenen als Ergebnis unzufrieden. Mit dem Prozess, in dem ich mich mittlerweile befand, allerdings nicht, auch wenn ich mich zunehmend unruhiger fühlte und mir keinen rechten Reim darauf machen konnte. Wo war meine Gelassenheit hin, die ich mir im Laufe der Trauma-Therapie ertrotzt hatte? Monate und Jahre waren dem vorausgegangen, in denen ich vor allem gewühlt, gewürgt und gekotzt hatte, in einem Morast aus Schuld, Anklage, leise köchelndem Groll, Weltanschauungs- und Glaubensfragen, vermengt mit der eigenen Geschichte. Ich sah mir wieder häufiger dokumentarische Beiträge zur Aufarbeitung der DDR-Diktatur an, zu der Arbeit der Staatssicherheit und dem absoluten Machtanspruch und Wirken der SED als tragende Kraft der 40 Jahre sozialistischer Geschichte. Und so kam ich allmählich darauf, dass meine persönliche Geschichte zwei Seiten hatte, meine und die der anderen. Ich erkannte mich wieder im Täter-Opfer-Schema und suchte nun dort noch einmal aufs Neue nach Freiheit und Verantwortung. Mir fiel nämlich auf, dass die ehemaligen Amtsträger, die vor die Kamera getreten waren, noch immer fest verankert in ihrem Glaubenssystem, das sie nach wie vor trägt und das auch einmal meines war, standen. Ungläubigkeit, Wut, Trauer und Bestrafungsforderung gaben sich in meinem Haus die Türklinke wechselseitig in die Hand, und meine Unruhe verwandelte sich zeitweilig wieder in Niedergeschlagenheit und stille Wut. Warum wurden nur so wenige von ihnen nach dem Sturz zur Rechenschaft für das gezogen, was sie Menschen, wohl wissend was sie taten, während der Zeit der DDR-Geschichte angetan hatten? Warum sind diese Amtsträger nicht bereit Verantwortung zu übernehmen? Ist der Feind (Opfer) quasi der beste Verbündete in ihrer Gewissensnot?

Und wieder und wieder die Frage, ob mir persönlich damit aus meinem Dilemma geholfen wäre, das als post-traumatisches Erleben unterschiedlichen Grades bezeichnet wird. Für mich ist das so etwas wie ein Kampfbegriff geworden, der mich immer wieder an meinen persönlichen Kriegsschauplatz zurückführt. Aber genau davon möchte ich mich befreien. Waren es zu Beginn der Therapie nur die schlimmsten Symptome, die ich loswerden wollte, hat sich das Ganze nach nunmehr einigen Jahren dahin gewandelt, dass ich mich endlich aus einem ständigen Kriegsgeschehen zurückziehen will, ich will mich unhörbar und leise davon befreien, ohne großes Aufsehen und Lamentieren. Denn Freisein ist für mich ein Zustand, der sich ganz leicht anfühlt, weil jeglicher Ballast abgeworfen wurde. Ich bin des Altmänner-Gezänks über richtige und falsche Menschen, Systeme und Glaubensvorstellungen leid, ich will ihnen nicht mehr zuhören und mich fragen, ob ich mich immer noch schuldig fühle, weil ich versäumt habe, ihnen geduldiger und aufgeschlossener zu folgen. Nein, ich habe ihnen gewissenhaft zugehört, damals, als ich mir ihre Helden- und Leidensgeschichten in einem Alter anhörte, in dem ich auf dem Spielplatz besser aufgehoben gewesen wäre, in der Obhut herzlicher und fröhlicher Menschen, die weder machtbesessen noch allwissend sich gebärden.

Das alles fing gelinde an mich zu nerven, und doch konnte ich nicht wirklich loslassen, mich aus diesem Albtraum befreien. Und wenn etwas weder vor noch zurück geht, dann muss etwas Entscheidendes passieren, so wie damals in der DDR, als ich entschlossen, wenn auch ein wenig verzagt, wen wundert es, auf eine stark gesicherte Grenze zulief. Und mit einem Mal, vielleicht aus Überdruss und einem freiheitlichen Gefühl von Verantwortung, gelang es mir endlich den Knoten zu lösen. *Freiheit ist auch immer die Freiheit der anderen*. Ich bin sehr hartnäckig und ausdauernd, wenn etwas Wichtiges anliegt, auch wenn der dazu gehörige Brummschädel nicht besonders alltagstauglich und der Gesundheit abträglich ist. Und genau das ist der springende Punkt, die zündende Idee, die sich seit meiner Haftentlassung aus der DDR wie ein roter Faden durch mein Leben zieht, die Kraft, der Motor, der mich vorwärts trägt. Ich wollte, will und habe gelernt, Verantwortung für meine Gesundheit zu übernehmen, sie nicht allein den Ärzten überlassend. Denn nur gesund fühle ich mich vom Leben getragen, nur gesund kann ich dem entgegentreten, was immer noch gefährlich und abstrus nach mir greifen will, Ängste und damit verbundene (an-)klagende Gedanken, die mich letztlich freudlos durchs Leben treiben.

Aber wie kommt Dr. Bomberg dazu, etwas von mir einzufordern, wo ich doch nur gehegt und gepflegt werden möchte? Als Arzt ist es auch seine Aufgabe, mir den Zugang (die Sicht) auf die andere Seite meiner Geschichte zu weisen, die als unliebsames Nervenbündel an mir zerrt. Denn mit einigem Abstand betrachtet hat das ganze sozialistisch-ideologische System in meinen Augen eine stark hysterische Komponente. Das unentwegte Wiederholen, Wiederkäuen standardmäßiger Parolen, das ständige gemeinsame Absingen von Hymnen mit begleitendem rhythmischem Klatschen und Stampfen bis zur Verfolgung und Wegsperrung, ich will mal sagen, Andersgläubiger. Das Ganze zusammen ergab dann ein bösartiges Gemengsel für die, die ihre Begeisterung zu Grabe getragen hatten, und für die, die über die Teilnahme am kollektiven Wahn wachten und Buch führten. Und unerbittlich streiten die Beteiligten immer noch über die Deutungshoheit einzelner Schicksale und der ganzen Menschheitsgeschichte. Und darum steht für mich fest, dass Freiheit auch immer die Freiheit der Andersdenkenden sein muss. Denn was ich für mich selbst einfordere, muss ich auch anderen zugestehen. Das bedeutet allerdings nicht, dass ich alles gutheißen und befolgen muss, dass jedes eingesetzte Mittel den vorgeblichen guten Zweck heiligt, bis zum Verfall (Verseuchung) ganzer Landschaften und Städte, wie nach nur 40 Jahren DDR-Geschichte geschehen. Wahrlich eine sozialistische Meisterleistung.

Ich habe nun zu lernen, die andere Seite meiner Geschichte nicht mehr ganz so hysterisch sich gebärdend und von der Allmacht befreit, zuhörend zu ertragen, sie so hinzunehmen, wie sie war und bleiben wird, sie weder zu ächten noch mit einem Fingerzeig wegzuwischen. Denn sie ist und bleibt ein Teil von mir, wenn auch noch immer ein ungeliebter. Das ist für mich keine alltägliche Selbstverständlichkeit, dazu bedarf es der notwendigen Übung und der erfolgreichen Erfahrung, eingebettet in ein tragfähiges Lebenskonzept. Und das ist und bleibt für mich Freiheit.

Was bedeutet aber nun in diesem Sinne die Freiheit in der Verantwortung für mich selbst zu leben? Die Richtung ist klar: Ich habe mir meine alleinige Souveränität zurückgeholt (erarbeitet), in meinem Haus habe ich die Deutungshoheit, dort gelten meine Lebensgesetze.

Ich danke Dr. Bomberg für sein unermüdliches und erfolgreiches Engagement für alle diejenigen, die sich nur mit ärztlicher Hilfe aus einer traumatischen Umklammerung befreien können, die 40 Jahre DDR-Geschichte hinterlassen hat. Gott segne ihn!

Corona-Zeit

Eigentlich sollte ich Angst haben vor dem Virus, habe ich aber nicht.
Eigentlich sollte ich mir Sorgen machen wegen des Virus, mache ich mir aber nicht.
Eigentlich sollte ich vorsichtig sein wegen des Virus, bin ich aber nicht.
Eigentlich sollte ich aufmerksam sein, ja das sollte ich, bin ich aber nicht.

Eigentlich sollte ich wütend sein, weil die unschönen Erinnerungen wie ein Klotz an meinem Bein hängen. Und das bin ich auch, auch wenn es meistens meiner Aufmerksamkeit entgeht. Und das deprimiert mich.
Da brauche ich wohl guten Rat!

Die seelischen Narben spürt Frau T. an den Stellen, wo sie noch keine Brücken über die Brüche bauen kann. Das betrifft insbesondere ihre Familie und Hoheneck, ihre Gefängnisanstalt. Diese Bereiche sind weiterhin nicht ausreichend verbunden in ihr und können innere Unruhe, Ängste und Stimmungsschwankungen hervorrufen.

Heute sieht sie es als ihre Hauptaufgabe an, gesund zu leben, gesund zu bleiben. Sie ist viel in der Natur, zu Fuß und mit Fahrrad. Sie schwimmt gern und genießt die vier Jahreszeiten. Auf diese Weise ist sie verantwortlich sich selbst gegenüber.

3.16 Herr V.: Cäsar im Republikmaßstab unterwegs

Ein selbstbestimmtes Leben macht glücklich. Oder schickt uns in eine Depression. Was passiert mit Menschen, die aus der Sklaverei entlassen werden, aus einer Sekte aussteigen oder den Repressalien einer Diktatur entrinnen? Was tun wir, wenn wir plötzlich selbst entscheiden dürfen, in welcher Welt wir leben wollen? Wann wir morgens aufstehen, was wir arbeiten, welchen Volksvertreter wir wählen? Freiheit bedeutet, Verantwortung zu übernehmen für das, was wir tun oder lassen. Nicht jeder ist dem gewachsen. Manche Menschen fühlen sich nur sicher, wenn eine Autorität ihnen Wohlverhalten vorschreibt.

In der DDR hatte der Begriff »Sicherheit« nicht unbedingt einen beruhigenden Klang. Eine allgegenwärtige Staatsmacht überwachte Bürger oft schon bei der Vermutung fehlender Linientreue. Lagen Beweise vor, rissen perfide Zersetzungsmaßnahmen gelegentlich Familien und Freundschaften auseinander. Einige bekamen Nervenflattern und resignierten. Den Bürgern wurde ein Maulkorb verordnet, auch der Presse. Unter Umständen galt bereits eine Ansammlung von mehr als drei Leuten an einem öffentlichen Ort als Demonstration gegen die Staatsmacht. Besuche in die sozialistischen Bruderländer unterlagen der Willkür. In den Westen durften in der Regel nur Rentner reisen.

Mein Bedürfnis nach Freiheit war riesig. Ich wanderte, radelte und erkundete das Land per Bahn. Die Staatssicherheit vermerkte in meiner Akte: »Cäsar ist im Republikmaßstab als aktiver Tramper unterwegs.« Meine Reisen per Anhalter nach Ungarn, Polen, in die Tschechoslowakei, nach Rumänien, Bulgarien und in die Sowjetunion waren Abenteuer. Nie wusste ich, wer in dem Auto saß, das mich mitnahm; nie, wo ich übernachten würde. Ich wurde eingeladen, breitete meinen Schlafsack am Strand aus, schlief bei Mutter Grün oder atmete die ungewohnt reine Luft in den Bergen. Zahllose Gespräche erweiterten meinen von der Diktatur eingeengten Horizont.

1972 berichtete der Club of Rome zur Lage der Menschheit über die Grenzen des Wachstums. Ende der 70er Jahre war ich 17 Jahre alt. Der Wald starb durch sauren Regen. Die DDR blies wie ein Weltmeister Schwefeldioxid in die Luft. Der Westen brachte seinen Müll in unser Land. Ost und West rüsteten massiv auf und ich sah keine Möglichkeit, dem Wehrdienst zu entkommen. Darauf stand Gefängnis.

Trotz rigider Verbote wollte ich Verantwortung übernehmen. Ich engagierte mich bei der kirchlichen Friedens-, Bürgerrechts- und Umweltbewegung, verbreitete den Aufruf von Pfarrer Christoph Wonneberger für einen Zivildienst als Alternative zum Wehrdienst und hielt über die katastrophale Umweltsituation in der DDR Vorträge, forderte unter anderem die Freigabe der Umweltdaten. Für die SED waren diese Unterlagen Staatsgeheimnisse.

Ins Visier der Stasi geriet ich mit 18. Ihre Mitarbeiter beschatteten mich bewusst dilettantisch und verwanzten mein Elternhaus. 1982 musste ich mein Studium zum kirchlichen Sozialarbeiter abbrechen. Die Stasi gab der NVA den Auftrag, mich zu den Bausoldaten einzuziehen. Ich hatte den Wehrdienst mit der Waffe verweigert. Diverse Zersetzungsmaßnahmen führten dazu, dass ich 1986 für drei Monate in die Psychiatrie flüchtete. Danach wurde mir eine Arbeit als Gärtner zugewiesen. Anderthalb Jahre lang begleiteten mich am Morgen Stasimitarbeiter zum Tierpark. Jeden Tag genoss ich den freien Blick auf die nebenan neu gebaute Stasibezirksverwaltung von Berlin.

Die Staatsmacht schüchterte mich ein, deprimierte mich. Die Sehnsucht nach Freiheit wuchs zusammen mit der Angst, für immer weggesperrt zu werden. Auch im kirchlichen Internat hatte ich mich eingeschränkt gefühlt. Im Mehrbettzimmer fehlte die Privatsphäre. Zum Glück konnte ich von einem Freund eine Wohnung im Prenzlauer Berg übernehmen. Ich engagierte mich in der Umweltbibliothek im Keller der Zionsgemeinde. 1987 gründeten wir das Grün-Ökologische Netzwerk Arche. In diesem Jahr verhängte die Stasi ein Ausreiseverbot. Bis 1989 konnte ich nur noch zwischen Ostsee und Erzgebirge unterwegs sein.

Anfang 1988 wurde ich Hausmeister in der Zionsgemeinde und hatte durch eine flexible Arbeitszeit mehr Freiraum für meine umweltpolitische Tätigkeit, wurde Sprecher der Arbeitsgruppen »Luftreinhaltung« und »Müll«. 1989 nahm ich an Demonstrationen für freie Wahlen, Menschenrechte, Reisefreiheit und Umweltschutz teil. Bei der ersten wurde ich verhaftet, bei den weiteren blieb ich frei.

Die Friedliche Revolution im Herbst 1989 führte endlich zur Freilassung und später zur Rehabilitierung von politischen Gefangenen der DDR-Diktatur, Presse- und Meinungsfreiheit wurden etabliert, Umweltdaten freigegeben, Atomkraftwerke abgeschaltet, im Rahmen des Nationalparkprogramms 5.000 Quadratkilometer unter Naturschutz gestellt, ein ziviler Ersatzdienst als Alternative zum Wehrdienst geschaffen. Bürgerkomitees besetzten Stasibezirksverwaltungen und die Hauptverwaltung in Berlin-Lichtenberg. Die Staatssicherheit wurde aufgelöst und jeder DDR-Bürger bekam das Recht auf Akteneinsicht. An der Besetzung am 15. Januar 1990 in Berlin war ich beteiligt und empfinde dies auch heute noch als Befreiung.

Traditionell lösen Menschen auf Hawaii innere und äußere Konflikte mit einer spirituellen Reinigungstechnik. Zum Beispiel hat Dr. I. H. Len damit in den 1950ern im Staatsgefängnis von Kaneohe 30 psychisch Kranke geheilt. Noch heute praktizieren die Hawaiianer dieses Ritual. Es schenkt ihnen Vergebung und gestaltet das Leben positiv. Auf dem Weg in den inneren Frieden verzeihe ich den Stasimitarbeitern.

Einige Wächter des Systems handelten durchaus ambivalent. Ohne einen NVA-Oberst wäre ich längerfristig im Gefängnis gelandet. In der Psychiatrie haben mir Elektroschocks die Orientierung genommen. Am Morgen danach wachte ich in einem verdunkelten Zimmer auf, neben mir ein Mann, der eine Narbe quer über der Stirn trug. Ich hätte schreien mögen und konnte nicht einmal das. Ein Arzt jedoch säte mit mir zusammen Radieschen aus und verhinderte, dass ich in einer geschlossenen Anstalt verschwand. Stasimitarbeiter ließ er nicht an mich heran. Diese Freiheit haben sich diese Genossen genommen.

In meiner Akte steht: »Es ist soweit. Cäsar kann in Rente. Seine gesundheitliche Verfassung hängt von unserer weiteren Bearbeitung ab.« Ohne manchen Freund wäre ich nicht mehr am Leben. Auch mir konnte ich vergeben. Ich hatte mich durch Selbstüberschätzung in Gefahr gebracht, lebte auf der Überholspur.

Der Mauerfall am 9. November 1989 brachte die ersehnte Reisefreiheit. Der Wegfall der Grenzkontrollen hatte jedoch nicht nur Vorteile. Anfang der 90er wurde diese neue Freiheit missbraucht. Mülltransporte von Westdeutschland und Westberlin in die neuen Bundesländer nahmen deutlich zu. Firmen transportierten ihren Giftmüll aus Bitterfeld und anderen Chemiestandorten als humanitäre Hilfe getarnt zum Beispiel in rumänische Dörfer. Als Mitarbeiter von Greenpeace kämpfte ich von 1990 bis 1993 für einen Stopp internationaler Müllexporte, für bessere Umweltstandards bei der Müllverwertung, für das Fortbestehen des erfolgreichen SERO-Recycling-Systems der DDR und ein Ende Ostdeutschlands als Müllkolonie.

Tausende Menschen verloren in den neuen Bundesländern ihren Arbeitsplatz und die Reisefreiheit existierte und existiert für manchen nur auf dem Papier. Heute verfügen wir über viel Freiheit, dennoch tun wir beschämend wenig. Nutzen wir unseren Geist. Verteidigen wir die Errungenschaften der Friedlichen Revolution von 1989/90. Eigenverantwortlich. Schützen wir Menschen, Tiere und Umwelt. Die ökologische Situation hat sich nur teilweise verbessert. Das Klima wandelt sich, die industrielle Landwirtschaft quält Tiere, unsere Müllberge wachsen und bedrohen die Zukunft der Erde und das Leben zukünftiger Generationen.

Die Schere zwischen Arm und Reich wird unter anderem durch stark steigende Mieten in den Ballungszentren immer größer. Menschenrechte und Gesundheit sind durch die zunehmende Macht multinationaler Konzerne bedroht, es besteht die Gefahr einer rechten Wirtschaftsdiktatur. Menschen haben Angst wegen ihrer Hautfarbe, ihrer Meinung, ihrer Weltanschauung oder ihrer Nationalität. Sie werden zunehmend diskriminiert und verfolgt.

Für diese Entwicklung sind wir alle verantwortlich. Jede und jeder kann im Rahmen der persönlichen Möglichkeiten etwas tun. Nehmen wir die Angst der Unterdrückten und der Unterdrücker ernst. Nutzen wir die Kraft der Vergebung. Alle Menschen können sich mit ihren individuellen Talenten einbringen. Engagieren wir uns für soziale Gerechtigkeit, Meinungsfreiheit, Toleranz, eine tierfreundliche Landwirtschaft, ein friedliches Miteinander und eine ganzheitliche Medizin. Stehen wir auf. Handeln wir als Verbraucher eigenmächtig. Indem wir

- regional erzeugte Lebensmittel in Bioqualität kaufen (sofern das Geld dafür reicht),
- keine Produkte aus Massentierhaltung essen (sofern genug Geld vorhanden ist),
- Nahrungsmittel in Bioqualität selbst anbauen,
- Energie möglichst aus regenerativen Quellen nutzen,
- bevorzugt öffentliche Verkehrsmittel nutzen,
- möglichst per Bahn statt per Flugzeug reisen,
- umweltfreundliche Produkte aus fairem Handel kaufen,
- Secondhand-Produkte kaufen,
- Müllvermeidung und Energieeinsparung steigern.

Suchen wir das Gespräch mit Menschen, die anderer Meinung sind, und aus anderen Ländern sowie Kulturkreisen stammen. Fördern wir Dialoge zwischen Menschen, die in der DDR verfolgt und diskriminiert wurden und mit denen, die sie verfolgt und diskriminiert haben. Überlassen wir das Demonstrationsrecht nicht linken und rechten Extremisten. Übernehmen wir kreativ Verantwortung für unsere Freiheit, für eine neue Friedliche Revolution – global!

Dieser Text wurde gemeinsam von Herrn V. und Frau W. verfasst. Herr V. hat seine Bewältigungsmöglichkeiten gefunden und lebt sie aktiv. Dennoch bestehen die seelischen Narben weiter: Depressionen und Ängste.

3.17 Herr S2: Musikalische Bearbeitungen eines Andersdenkenden

Herr S2 komponiert Adagios als Mahnung und Erinnerung an Terroranschläge und bearbeitet unter anderem Werke von Bach, Mozart und Praetorius. Dabei digitalisiert er die Noten mit einer Notationssoftware und bearbeitet anschließend die Werke in Softwareprogrammen, so für Orgel.

Die massiven Einschränkungen im Kontext des Corona-Lockdowns sowie die Diffamierung Andersdenkender einschließlich repressiver Maßnahmen führen bei ihm zu schweren Re-Traumatisierungen und einer deutlichen Symptomverstärkung der DDR-Folgeschäden. Etwas Beistand und Trost erhält er durch unsere therapeutischen Gespräche. Diese können die erneuten seelischen Verletzungen jedoch nicht kompensieren, weil die

Dynamik der politischen Entwicklung die Probleme mehr triggert, als sie zur Ruhe kommen lässt.

Großartig gelungen ist seine Verarbeitung des Mozartrequiems als Orgelfassung, neben vielen weiteren seiner Arbeiten zu finden unter https://text030.wordpress.com. Auch in der Fotografie lebt er sich, lebt er seine Freiheit aus (siehe http://www.medienfabrik-b.de/fotografie/bild012.html; beide Links wurden zuletzt am 10.06.2021 von mir abgerufen).

3.18 Frau P.: Anti-D – Warum?

2016 veröffentlichten Florian Steger, Carolin Wiethoff und Maximilian Schochow ein Buch unter dem Titel *Vertuschter Skandal. Die kontaminierte Anti-D-Prophylaxe in der DDR 1978/79 und ihre Folgen*. In einer Presseeinladung im Rahmen einer Buchvorstellung am 5. Dezember 2018 in der Brandenburgischen Landeszentrale für politische Bildung Potsdam ist zu lesen:

> »1978/79 erkrankten in der DDR mehrere tausend Frauen an Hepatitis C, weil ihnen nach einer Entbindung oder Fehlgeburt zur Anti-D-Immunprophylaxe ein verunreinigter Impfstoff verabreicht worden war. Das bei den betroffenen Frauen verwendete Anti-D-Globulin wurde im Bezirksinstitut für Blutspende und Transfusionswesen in Halle/Saale aus Blutplasma hergestellt, für das der Verdacht bestand, dass Spender an einer Hepatitis erkrankt waren. Im Januar 1979 häuften sich Meldungen über Hepatitis-Erkrankungen bei Frauen, die eine Anti-D-Prophylaxe erhalten hatten. Daraufhin fand 1979 ein Geheimprozess statt, Betroffene und Öffentlichkeit wurden nicht informiert. Der Arzneimittelskandal wurde vertuscht. Unter den Folgen der Behandlung und des nachfolgenden Umgangs mit ihnen leiden die Frauen noch heute.«

Ebenso bis heute stellt sich bei den betroffenen Frauen, den Kindern und Ehepartnern die Frage nach dem Warum. Alle leiden, die gesamte Familie. Über einen sehr langen Zeitraum, ein dreiviertel Jahr, war dieses verseuchte Serum zur Anwendung gekommen. Unfassbar, dass intelligente gebildete Menschen, die ein Studium oder eine Ausbildung auf dem Gebiet der Medizin absolviert hatten, nicht im Stande waren, die Katastrophe von Anfang an zu stoppen. Es ist schwarz auf weiß belegt, dass die entsprechenden Spender des Blutplasmas für die herzustellenden Chargen der Anti-D-Immunprophylaxe an Hepatitis erkrankt waren. Bereits im Frühjahr 1978 wussten die Verantwortlichen bis in die höchste Ebene der DDR über diesen Umstand Bescheid, die Kader im Institut für Blutspende- und Transfusionswesen Halle (BIBT), die übergeordneten Organe, der Gesundheitsminister sowie letztlich die Staatssicherheit.

Es stellen sich viele Fragen: Wo waren Ethik und Gewissen dieser Menschen, der Verantwortlichen, zu diesem Zeitpunkt? Sozialistische Planerfüllung, Anerkennungsgier, Machterhalt – gab es überhaupt eine Verantwortung für jedes einzelne Individuum in der DDR? War ein Menschenleben in der DDR nichts wert? Nach außen hin, in das damals sogenannte kapitalistische Ausland, wurde das sozialistische »humane« Gesundheitswesen vom Machtapparat der DDR auf einem goldenen Tablett serviert, dass alles war aber nur Propaganda, hohle Phrasen und schöner Schein.

Die Realität sah gewiss anders aus, gezeichnet von Miss- und Mangelwirtschaft. Manche Ärzte wandten der DDR den Rücken zu, weil sie diese Lügerei und Scheinheiligkeit nicht mehr ertragen konnten, andere wiederum schwammen im Schwarm der Verblendung, der Heuchelei, der Gehirnwäsche mit, um sich Lorbeeren und Anerkennung zu erhaschen. Wie konnte man mit dem Wissen im Hinterkopf nur solch verheerende Entscheidung treffen, das verseuchte Blutplasma trotzdem zu verarbeiten. Meine Güte, es handelte sich doch um Menschenleben, um die Gesundheit junger, gesunder Frauen, deren Gesundheit, das höchste Gut, das Menschen überhaupt nach ihrer Geburt geschenkt bekommen, man zerstörte – mit einem Stich! 7.000 Frauen und unzähligen Kindern waren und sind betroffen.

Nach der Kontaminierung nutzte man ab März 1979 das gesammelte Wissen der Kohorte Anti-D geschädigter Mütter für Forschungszwecke. Waren wir etwa Versuchskaninchen? Ich weiß es nicht, kann sich das jemand, der nicht betroffen ist, überhaupt vorstellen, was das mit der oder dem Betroffenen macht, wenn auf einen Schlag dein Leben völlig anders verläuft, als du es dir eigentlich erträumt hast? Wenn du unschuldig von einem zum anderen Tag wie in einen tiefen dunklen Kerker hineingestoßen wirst, du den Mund zu halten hast und es auch noch schriftlich der Stasi über Stillschweigen quittieren musst? Wenn du die gesundheitliche Abwärtsspirale nicht auf- und anhalten kannst?

Die Lebensumstände in der DDR waren, kurzum beschrieben, sehr beschwerlich, angesichts der maroden Wohnverhältnisse, der Wohnungsnot, der mangelhaften täglichen Versorgung der Menschen, dem Eingesperrtsein im eigenen Land, der Überwachung großer Teile der normalen Bevölkerung, des Wegsperrens freiheitsliebender Menschen. Auch die Berufswünsche konnten oft nicht umgesetzt werden, jeder hatte zwar einen – neudeutsch – »Job«, aber der Wunschberuf blieb oft ein Traum, weil die kollektive Zwangswirtschaft es nicht anders hergab. Und für die von diesem Skandal Betroffenen kam auch noch die Erkrankung durch diese Arzneimittelstraftat dazu, ein extremer Einschnitt mit schwerwiegenden Folgen für die Frauen und die betroffenen Kinder. Wir mussten am eigenen Körper erleben und zusehen, wie diese zerfallen. Oft war der Tod in jungen Jahren der Preis.

Es kam die Wiedervereinigung, mit ihr die Freiheit. Nach 1990 beflügelte die ehemaligen DDR-Bürgerinnen und -Bürger eine Welle der Euphorie und es kam ein Glücksgefühl auf. Es war damit auch so viel Hoffnung auf Veränderung verbunden. Dieses Freiheitsgefühl hielt eine ganze Weile an, dann folgte die brutale Realität mit Massenarbeitslosigkeit, Existenzängsten, dem alleingelassen – und damit auf sich gestellt Sein: ein Sprung ins kalte Wasser. Volkseigene Betriebe (VEB) und Kombinate verschwanden, mit ihnen die Arbeitsplätze, der vertraute Kontakt zu Kollegen, woraus sich oft Freundschaften entwickelt hatten. Freunde wurden nun zu Fremden und Konkurrenten. Viele Menschen verloren ihren Halt, ihre Existenz, die gewohnte Umgebung, Kinder verließen ihre Eltern wegen Lehre, Studium, Arbeit und zogen in den Westen. Alles wurde so anders, so fremd. Man musste schnell lernen, für sich selbst zu sorgen, denn es gab kein geführtes Kollektiv mehr, in dem alles vorgegeben wurde. Jeder Mensch der ehemaligen DDR musste von heute auf morgen sozusagen selbstständig laufen lernen.

Die Frauen, die es bis dato wussten, was ihnen angetan wurde, fielen in eine neue Ungewissheit. Was wird aus uns? Darf ich meinen Beruf weiterhin ausüben mit dem verseuchten Blut in mir? Erlaubt das überhaupt mein Gesundheitszustand? Darf ich es bei einem Bewerbungsgespräch äußern oder muss ich es verschweigen? Sicherlich wird niemand nach der genauen Ursache fragen, sondern man bekommt gleich ein Stempel verpasst und wird stigmatisiert. Wie verhalte ich mich bei Arztbesuchen? Kann ich offen, darüber sprechen? Muss ich darüber sprechen? Bei notwendigen Operationen werde ich wegen der Infektionsgefahr für andere Patienten an letzter Stelle am Tag der Operation an der Reihe sein. Man liegt im Bett und weint, wartet und schaut zur Uhr, mittags um 13:30 Uhr, warum ich, warum wurde ich so bestraft? Kein gutes Wort, kein Trost, keine Umarmung, man liegt und wartet wie Schlachtvieh ... Es ist demütigend, sich immer und immer wieder erneut erklären zu müssen, sich rechtfertigen zu müssen, bis heute. Ärzte fragen herablassend: Wo haben sie sich das denn eingefangen?

Nach 1990 standen die Ämter in der Pflicht, alle betroffenen Frauen anzuschreiben. Alles war mit Chargennummern präzise aufgelistet, wie es in der DDR Usus war. Viele Frauen erfuhren erst 1995 von dieser vorsätzlichen Schlamperei, die bis dahin verheimlicht und vertuscht wurde. Auf Druck einiger weniger, mutiger Frauen wurden nach 1990 Selbsthilfegruppen gebildet, so mussten die Ämter mit der Wahrheit ans Licht rücken und schrieben »gefühlt« wahllos und ohne System die Frauen an. Fragwürdigerweise gibt es bis heute eine Dunkelziffer von circa 2.000 Frauen, die nicht angeschrieben wurden. Offenbar kam man seiner dringlichen Pflicht als Versorgungsbehörde nicht nach und versuchte auch nicht, alle Frauen zu erfassen und anzuschreiben. Was ist der Grund, es nicht zu tun? Auch wenn Betroffene durch Heirat und Umzug nicht beim ersten Mal auffindbar waren, wäre es möglich gewesen, Auskünfte über Einwohnermeldeämter einzuholen, zumal zu der Zeit Datenschutz keine Relevanz hatte. War der Gedanke der Bundesrepublik, die circa 7.000 Betroffenen der Arzneimittelstraftat mal eben unter den »Tisch« kehren zu wollen?

Eine große Zeitspanne von mindestens fünf Jahren nach 1990 ging ins Land, in der Politikerinnen und Politiker der Bundesrepublik der Arzneimittelstraftat der DDR keine Aufmerksamkeit zuteil werden ließen. Nur den Selbsthilfegruppen und ihrem unermüdlichen Kampf ist es zu verdanken, dass dieses verdammte Thema mit Hilfe der Medien in die Öffentlichkeit gebracht werden konnte. Krank und geschädigt mussten wir selbst in den 90er Jahren das Ruder in die Hand nehmen und für uns selbst kämpfen. Ein »goldener Regen« von oben blieb bis heute aus. Eine Vollkompensation für alle betroffenen Frauen ist bis heute Fehlanzeige. Eine Rehabilitation ist bis heute Fehlanzeige. Eine automatische Rentenleistung ohne Klageverfahren ist bis heute Fehlanzeige. Jede einzelne Betroffene muss im Einzelverfahren beweisen, wie krank sie ist.

Das bedeutet, sich immer wieder den Gutachtern darzulegen, zu entblößen: Was ist passiert? Warum bin ich so krank, oft nach außen auf den ersten Blick für Fremde nicht sichtbar? Alles passiert im Inneren des Körpers. Die Gesichter sind versteinert, die Münder verschlossen aus Angst, die eigentliche Krankheit ist nicht sofort ablesbar. Würde man es in einem Bild malen, wäre es sicherlich eine hässliche Gestalt, wie ein Zombie, grün, mit tausenden Tentakeln, »verziert« mit Warzen und schreienden tierischen Lauten, die niemand hört.

Aber nicht genug des Ganzen wurden viele Frauen in den Isolierstationen in der DDR über drei bis vier Monate gebrochen, sie hatten keine Wahl, ihre Babys riss man ihnen aus dem Arm und sie mussten Folge leisten. Gehorsam und Zwangseinweisung stand Ende 1978 auf der Tagesordnung des Gesundheitsministers der DDR, man musste doch diese Entgleisung des Gesundheitswesens in die Bahnen bekommen, natürlich mit Vertuschung und Verheimlichung.

Aber einige wenige ganz mutige Betroffene versuchten über Eingaben an den Ministerrat Aufklärung zu erlangen, dadurch kam es dann Ende 1979 zu diesem Geheimprozess (geheime Verschlusssache, von der wir Betroffenen erst nach 1990 erfuhren), aber ohne nennenswerte Folgen für die Verursacher, die 7.000 Leben auf dem Gewissen hatten. Es folgten viele Jahre und Jahrzehnte mit Schmerzen und Leid für die Betroffenen und ihre Familien.

Mit den Interferontherapien seit den 90ern quälte man zahlreiche Frauen dann wieder. Oft suggerierte man den Müttern, es ist der Weg, das Virus zu eliminieren. Interferontherapien waren zu der Zeit das Nonplusultra. Oftmals blieb es nicht bei nur einem Versuch. Meistens mussten sich über ein ganzes Jahr hinweg die Mütter den schweren Nebenwirkungen durch diese Therapieform aussetzen. Starke Gewichtsabnahmen – 30 Kilo war keine Seltenheit – waren die Folge, Fieberschübe jeden Tag, Grippezustand über ein Jahr, Kopfschmerzen, zu den Depressionen durch die Hepatitis C-Virusinfektion kamen Depressionen durch das Medikament sowie Schwäche, Kraftlosigkeit und sehr lange Arbeitsunterbrechungen.

Nach der einjährigen Therapie stand aber dennoch nicht fest, ob wirklich eine Virenfreiheit erreicht werden konnte. Die Chancen standen nur 50 zu 50. Es gab Rückfälle, dann war die ganze Quälerei umsonst. So unterzogen sich viele Frauen dieser Prozedur mehrmals, immer in der Hoffnung, irgendwann dieses todbringende Virus zu eliminieren. Oft wurden andere Organe des Körpers durch das Interferon so geschädigt, dass weitere Krankheiten hinzukamen und ausbrachen. Die Leber war zu dem Zeitpunkt schon viele Jahre bzw. Jahrzehnte geschädigt und die extrahepatischen Manifestationen, nämlich außerhalb der Leber, waren und sind die Folge der chronischen Hepatitis C-Virusinfektion: bleierne Müdigkeit, Abgeschlagenheit, Schlafstörungen, Depressionen, Angst- und

Panikattacken, Gelenk- und Muskelschmerzen, Konzentrationsstörungen, innere Unruhe, Diabetes, Schilddrüsenerkrankungen, Schlaganfälle, Hauterkrankungen, Sicca-Syndrom, Fatigue-Syndrom und andere Krankheiten sind keine Seltenheit. Und die Krankheitsbiografien der Betroffenen gleichen sich.

Zwar gibt es ab dem Jahre 2000 ein Gesetz, das Anti-D-Hilfegesetz (AntiDHG), nach dem alle Betroffenen aus sozialen und humanen Gründen eine finanzielle Unterstützung und Krankenbehandlung erhalten sollen. Doch Papier ist geduldig und die Realität sieht bei Weitem anders aus. Klagen vor den Sozialgerichten sind fast ausnahmslos der Weg, den die Betroffenen beschreiten müssen, um eine Anerkennung über einen Grad der Schädigung für die Schwere ihrer Erkrankung zu bekommen, der aber erst ab 30 Prozent an eine monatliche Rentenleistung nach AntiDHG gekoppelt ist. Hierzu folgt noch ein Beispiel einer Frau, in dem sie ihren Weg durch die Instanzen beschreibt.

Dieser Weg über die Instanzen dauert nicht selten zehn Jahre oder länger mit ungewissem Ausgang. Die Gutachter, die von den Gerichten beauftragt werden, sind oft die, die auch über Jahrzehnte die Patientinnen in der Praxis behandelt haben, wenn auch wechselnd von Bundesland zu Bundesland. So wird zum Beispiel eine Frau aus Brandenburg in Sachsen begutachtet von Ärzten, die sich von Beginn an der Forschung dieser Kohorte gewidmet haben. Der Fokus liegt also auf Spezialisten in den neuen Bundesländern, die bereits zu DDR-Zeiten praktiziert haben, bzw. auf deren wohlgewählten Nachfolgern. Die Unbefangenheit der Gutachter ist hierbei fragwürdig, denn nicht selten fallen die Gutachten zugunsten der Versorgungsverwaltungen aus.

Die Fachleitlinie und die reichhaltige Literatur über chronische Hepatitis werden sehr oft in diesen Fällen ignoriert und man möchte keine kausalen Zusammenhänge finden. So sind psychische Störungen wie Depression, Einbuße intellektueller Fähigkeiten, Angst und Müdigkeit häufig durch die chronische Hepatitis verursacht; der biochemisch-genetische Mechanismus dieser Verursachung wird beschrieben. Es handelt sich also nicht – bzw. nicht nur – um eine unspezifische Reaktion bzw. posttraumatische Stressreaktion auf ein chronisches Leiden, sondern um einen biochemischen, zum Krankheitsbild gehörenden Prozess.

Völlig andere Maßstäbe werden allerdings bei den Covid-19-Genesenen gesetzt und deren Langzeitfolgen, das sogenannte Post-Covid, also Corona-Spätfolgen. Dort beschreibt man unter anderem das postvirale

Fatigue. Es wird sogar aktuell auf dem Deutschen Gesundheitsportal berichtet, dass es auch bei milden Covid-Verläufen zum schweren Post-Covid-Syndrom kommen kann. Über Covid-Erkrankungen und deren Folgen wird fast täglich in den Medien und der Presse berichtet. Der Focus liegt somit seit circa eineinhalb Jahren nur darauf. Andere Krankheiten wie HIV oder eben HCV, also eine Hepatitis C-Virusinfektion, finden in der Öffentlichkeit nicht mehr statt. Dabei sterben an diesen Erkrankungen laut WHO jährlich weltweit mehrere tausend Menschen. Offensichtlich will man hier die Betroffenengruppe der Anti-D-Geschädigten der Arzneimittelstraftat aus Gründen, die nicht nachvollziehbar erscheinen, mit ihren Folgeerkrankungen ignorieren und suggeriert, dass die Folgeerkrankungen aus der chronischen Hepatitis C-Virusinfektion, die sich durch die permanente Virenbelastung über Jahrzehnte entwickelten, nicht nur in der Leber, sondern auch im Gehirn und anderen Organen, nicht existent seien.

In diesem Zusammenhang ist eine Studie der University of Texas in Austin interessant. Dazu wird in einem wissenschaftlichen Artikel vom 27. April 2021 Folgendes beschrieben:

> »Die HCV-Medikamente hingegen zielen auf zwei andere Teile von HCV ab, die ebenfalls für die Virusreplikation entscheidend sind, die Proteasen. Diese Forschung wurde durch die Feststellung von Montelione und Bafna motiviert, dass die Strukturen von HCV-Proteasen und einer der SARS-CoV-2-Proteasen, der sogenannten Hauptprotease, auffallend ähnlich sind. Sie fragten sich, ob bestehende Medikamente, die an eine HCV-Protease binden und diese hemmen, auch an diese SARS-CoV-2-Protease binden und diese hemmen könnten.«

Es liegt also nahe, dass es Parallelen in den Folgeerkrankungen gibt, woraus man schließen kann, dass es bei Viruserkrankungen wie chronischer Hepatitis C-Virusinfektion und SARS-CoV-2 zu Spätfolgen kommen kann. Darum ist es psychisch schwer auszuhalten, aus welchen Gründen Versorgungsverwaltungen diese Folgeerkrankungen bei den Anti-D-Geschädigten oftmals ignorieren bzw. negieren.

Ich weiß nicht, wie viele Stunden, Tage und Monate wir insgesamt bei Ärzten und Ämtern verbringen mussten und immer noch verbringen müssen, wie viel Blut gelassen wurde und wird, um die Leberwerte zu messen. Wie viele sinnlose und gefährliche Leberblindbiopsien die Frauen in der Zeit der DDR und darüber hinaus über sich ergehen lassen mussten, damals auch die Säuglinge nach der Geburt, ohne dass die Mütter davon Kenntnis besaßen. Wie auch, es wurde ja alles geheim gehalten.

Würde es als gemaltes Bild erscheinen, wäre es ein Trümmerfeld wie im Krieg, mit Ruinen und Leichen. Das Vertrauen ist gleich null, es überwiegen Trauer, Wut und Skepsis. Es kommt kaum Freude auf, zu groß sind die Abgründe. Ein Vertrauen anderen Menschen gegenüber kann kaum noch aufgebracht werden. Die Seelen sind voll Narben, jede einzelne Biografie ist anders verlaufen und trotzdem gleicht ein Bild dem anderen. Wie auf einer Perlenkette aneinandergereiht sind alle durch das Schicksal verbunden, wobei sich immer mehr Perlen lösen und in der Erde verschwinden.

Es folgt nun der zuvor angesprochene Bericht einer Betroffenen, die sich mir anvertraute:

Ich bin eine der Geschädigten Anti D-Frauen, die mit einer Immunprophylaxe 1978 vorsätzlich infiziert wurde. Seitdem kämpfe ich um Recht und Anerkennung gegen Versorgungsämter und Rechtsmittel vor Sozialgerichten in erster und zweiter Instanz. Bisher ergaben die Urteile, dass mein Kampf zu Recht geführt wurde und die Bescheide des Kommunalen Sozialverbands (KSV) rechtswidrig ausgestellt wurden. Trotzdem versucht es der KSV immer wieder, die Geschädigten als gesund und ausgeheilt hinzustellen, wogegen ich mich zur Wehr setze.

Während meines Krankheitsverlaufes hatte ich immer wieder stark schwankende Leberwerte bis zur zehnfachen Erhöhung und schließlich eine Ausbildung einer Zirrhose. Daraufhin entschloss ich mich zu einer der neuen Therapien, die schließlich nach zwölf Wochen mit einem Rote-Hand-Zettel der Pharmaindustrie wegen bereits zu verzeichneten Todesfällen beendet wurde. Dies löste ein weiteres Trauma mit großen Angstgefühlen aus. Trotzdem verbesserte sich meine hochentzündete Leber und die Viruswerte gingen unter die Nachweisgrenze. Dies nahm der KSV zum Anlass, sofortige mehrere Gutachten zu veranlassen, um von ihrem Recht nach Paragraf 62 Abs. 2 des Bundesversorgungsgesetzes (BVG) Gebrauch machen zu können.

So wurde ich in sehr kurzen Abständen mehreren Gutachten unterzogen, obwohl die gutachterlichen Ärzte weitere Gutachten nach so kurzer Zeit ablehnten, da keine wesentlichen Änderungen eintraten. Dies wurde von der entsprechenden Amtsärztin negiert und setzte mich von 50 GdS mit unbegrenztem Status der Schwerbeschädigung auf 0 GdS mit der Behauptung, mich als ausgeheilt zu betrachten, da sich der GdS nach Viruswerten richtet und sämtliche Folgeerkrankungen nicht anerkannt wurden. Ich leide bis heute jedoch unter starker Müdigkeit, Schlaflosigkeit, Konzentrationsstörungen, Depressionen und traumatischen Angstzuständen, Antriebslosigkeit, Sicca-Syndrom, Fatique-Syndrom, chronischer Arthritis, Rheuma, psychischen Folgeschäden und unter der Ausgrenzung am gesellschaftlichen Leben.

Facharztbefunde wurden ignoriert, sondern befangene Gutachter, die ausschließlich mit Unterlagen der Versorgungsakte arbeiteten, als Grundlage ihrer Begründung zur Herabsetzung beauftragt. Ohne weitere Gewährung der Akteneinsicht, Widerspruchsrecht usw. wurde innerhalb eines Monats die Zahlung der jahrelangen Entschädigungsleistung eingestellt, die auch als Schmerzensgeld und Ausgleich für entgangene Teilnahme am gesellschaftlichen Leben sowie als Differenzzahlung für verkürzte Tätigkeit und Rentenausgleich dienen sollte. Daraufhin klagte ich bis zur zweiten Instanz, die den Bescheid als rechtswidrig ansah und die Anerkennung meiner Folgeerkrankungen zum Beispiel durch Vorstellung eines psychologischen Gutachters vorschlug. Somit hatte das Gerichtsurteil aufschiebende Wirkung.

Nur widerwillig führte der KSV entsprechend Anweisung des Gerichtes weitere Schritte durch, allerdings erfolgte die Weiterzahlung der monatlichen Entschädigungsleistung unter Vorbehalt der Rückzahlung des gesamt gezahlten Betrages über mehrere Jahre bis nach endgültigem Abschluss der Rechtsverfahren. Hier erkennt man die Willkür der KSV, da ich mit einer angedrohten Rückzahlung bisher der einzige Fall bin.

Leider bekam ich nicht die erforderliche Unterstützung meines Rechtsanwaltes, den ich zum rechtlichen Beistand vertraglich band und bezahlte. So hielt ich zur Verhandlung des Sozialgerichtes mein Plädoyer selbst mit anschließender Bekräftigung meines zu Recht gehaltenen Vortrages und überzeugte mit sachlicher Kompetenz und Hinweisen auf neueste medizinische Studien verbunden mit Facharztbefunden, die ich zur Einsicht und weiteren Überprüfung übergab. Darauf komme ich noch zurück.

Ich war damals durch Übergabe meiner Akte an das Bundesministerium für Gesundheit an dem Novellierungsvorschlag des Bundesgesundheitsministers Jens Spahn beteiligt, der sagte: »Das Schicksal der Frauen ist uns nicht egal. Sie leiden noch heute unter Folgeerkrankungen. Daher bringen wir durch Novellierung eine Gesetzesänderung auf den Weg zum Bestandsschutz mit Planungssicherheit.« Doch leider ist dieses Gesetz zwingend nachbesserungswürdig, da viele Frauen dabei nicht bedacht wurden und damit eine Ungleichheit der betroffenen Frauen hergestellt sowie auch vorhandene Punkte im Gesetz ausgehebelt wurden.

So sagt diese Novellierung zum Beispiel aus, dass Paragraf 62.2 BVG im AntiDHG gestrichen wird und somit keine weiteren Gutachten und Prüfungen des Gesundheitszustandes der Frauen vorgenommen werden sollten. Dies setzten die Versorgungsämter nicht entsprechend um, sondern verweisen in den neuen Bescheiden auf weitere Prüfungen unter Androhung der Wegnahme oder Herabsetzung des GdS. Das ist rechtswidrig, da das AntiDHG nach wie vor besteht und darin eine Übernahme der Heil- und Hilfsmittel in Verbindung mit dieser Krankheit gewährleistet ist.

In meinem Fall wurde mir mehrmals in Bescheiden ein endgültiger und bestandskräftiger GdS bestätigt. Der GdS bildet laut AntiDHG immer die Grundlage für die Entschädigungsleistung, daher kann es nicht sein, dass dieser zum Beispiel auf 0 herabgesetzt wird, aber Entschädigungsleistungen für einen GdS von 50 gezahlt werden – nunmehr auf keiner Grundlage mehr basierend. Mit einer angezeigten Rückzahlung der Entschädigungsleistungen (für mehrere Jahre) wurde erwirkt, dass durch diese und die Rückzahlung der Krankenleistungen für Therapien, Heil- und Hilfsmittel sowie einen Abschluss einer neuen privaten Krankenversicherung (die Pflichtversicherung bestand bisher durch die KSV) der Nutzen der Novellierung des Gesetzes gegen null läuft.

Ich bin durch diese vorsätzliche Straftat in der DDR nicht nur schwer krank gemacht worden, sondern muss auch immer wieder Beweise liefern für Schädigungsfolgen und muss mich mit rechtskräftigen Auseinandersetzungen vor Gerichten befassen. Dies dient unmöglich einer Besserung meines Gesundheitszustandes, sondern führt zu weiteren Verschlimmerungen bis hin zu einer verkürzten Lebenszeit.

Nach sechs Monaten wird die Krankheit Hepatitis C chronisch und nimmt besonders auch psychisch einen schlimmen Verlauf. Dies bleibt jedoch seitens der Versorgungsämter unberücksichtigt. Die Amtsärztin urteilt vom Schreibtisch aus, ohne die Patientin je zu Gesicht bekommen zu haben, und vernachlässigt alle Befundberichte der behandelnden Ärzte, sowie beherzigt die medizinischen Richtlinien und vorhandenen Gutachten bei ihren Einschätzungen nicht.

Hauptursachen für die Entstehung von Leberzirrhose und Leberkrebs sind unter anderem eine Virusinfektion mit Hepatitis C, die beim größten Teil der Betroffenen einen chronischen Verlauf nimmt. Gegen das Hepatitis C-Virus ist bislang noch keine Impfung möglich. Allerdings bleibt auch nach erfolgter Viruselimination oder vollständiger Virusunterdrückung ein erhöhtes HCC-Risiko, also bösartiger Leberkrebs bestehen. Vor allem gibt es nach Leberzirrhose große Risikofaktoren für die Entstehung eines HCC, auch nach erfolgreicher Therapie. Das Lebergewebe ist vernarbt und verhärtet und kann somit nicht die Funktion einer gesunden Leber ersetzen. Das bedeutet, wenn man nach langen Verläufen die Geschädigten auf einen GdS von 0 setzt und später ein HCC auftritt, dann erhöht sich nach Verschlimmerungsantrag schrittweise in Zehnerschritten der GdS und wäre wiederum beweispflichtig, dass dies ursächlich mit der vorhandenen Grunderkrankung anerkannt wird.

Alle Anschreiben an Mitarbeiter des Bundestages, Ostbeauftragte, Gesundheitsminister der Länder etc. verlaufen bisher im Sand und wir müssen uns weiterhin (wie bereits seit 40 Jahren) in Geduld üben, da Corona mehr Aufmerksamkeit erfordert. Man vertröstet uns Opfer immer wieder und keiner fühlt sich verantwortlich, endlich ein positives Ende für alle Betroffenen zu erzielen. Wir kämpfen weiterhin (leider oft auch in Einzelverfahren) um Recht und Anerkennung und um wirklich kleine Entschädigungen, die zumindest die Einbußen bezüglich einer Teilnahme am gesellschaftlichen Leben sowie Rentendefizite abdecken und uns Planungssicherheit verschaffen sollen.

Wie sieht meine jetzige Situation aus? Endlich, nach vier Jahren meiner Klageeinreichung, fand nach bereits zweimaliger Verschiebung ein Erörterungstermin statt. Die Zeit vorher lebte ich unter hoher Anspannung und Vorbereitung durch Sichtung meiner Aktenberge zum Beweis meiner Beweggründe zur Klage. Ich war voller Hoffnung, dass nunmehr, nach 42 Jahren, endlich ein Ende abzusehen war, nach jahrelangem Kampf um Anerkennung meiner Gesundheitsschädigung, was eine kontaminierte Spritze aus meinem Leben gemacht hat.

Vor mir kam gerade auch eine Anti-D-Frau aus dem Gerichtssaal, sie sah sehr mitgenommen aus, ängstlich und verzweifelt, offenbar war es für sie sehr anstrengend. Nun war ich an der Reihe, ich betrat den Gerichtssaal, an meiner Seite ein Rechtsanwalt, der mir eigentlich den Rücken stärken sollte. Die Richterin teilte mit, dass zu ihrer Entscheidung weitere Gutachten erforderlich wären, und bezog sich dabei auf den Hinweis meines Rechtsanwaltes. Ich bemerkte, wie langsam eine unbändige Wut in mir hochkroch, als man sich mit der Vertreterin des Versorgungsamtes einig war, dass weitere Gutachten unumgänglich wären. Daher machte ich von meinem Anhörungsrecht Gebrauch, indem ich auf meine Berge an Akten

(Befundberichte aller behandelnder Ärzte von damals bis heute) hinwies und die Frage stellte: Was sollen weitere Gutachter beweisen?

Meine umfangreichen Erfahrungen mit Gutachtern waren bisher: Der erste psychologische Gutachter erstellte sein Gutachten nach einem halben Jahr, wahrscheinlich mit Erinnerungslücken, verwechselte mich mit seiner manisch-depressiven Frau und musste sein Urteil vor dem Gericht revidieren. Trotzdem nimmt das Versorgungsamt immer noch gern Bezug darauf, obwohl dieses Gutachten nicht relevant war.

Das zweite Gutachten wurde wieder unter Beauftragung des Gerichtes angeordnet, da nach erfolgter Therapie das Versorgungsamt schnellstmöglich die Leistung entzog. Dieses Gutachten ergab weiterhin einen GdS von 50 auch nach der Therapie und dem Befund einer Leberzirrhose unter Anerkennung der Folgeerkrankungen. Mit diesem nicht einverstanden forderte das Versorgungsamt ein weiteres Gutachten bereits nach einem halben Jahr, das der begutachtende Professor wegen keiner Änderung des Gesundheitszustandes offiziell ablehnte.

Unter Nichtanerkennung forderte die Amtsärztin jedoch ein weiteres internistisches Gutachten, das dann von einem Assistenzarzt, der mich nie zu Gesicht bekam und sich offensichtlich mit der Grunderkrankung unter Berücksichtigung der Folgeerscheinungen nicht auskannte, erstellt wurde und der mich mit einem GdS von mindestens 40 einschätzte. Die Amtsärztin negierte dieses Gutachten wiederum und ordnete einen GdS von 10 an.

Daraufhin erfolgte ein Eilverfahren bis zur zweiten Instanz, die den Bescheid als rechtswidrig ansah und ein weiteres psychologisches Gutachten zur Bestätigung der Rechtswidrigkeit empfahl. In einem sechsstündigen »Verhör« stellte diese psychologische Gutachterin, die volle Kenntnis über meine Gerichtsakte hatte, sich für meine Befundberichte in keinster Weise interessierte und als befangen anzusehen ist, letztendlich ein Gefälligkeitsgutachten für das Versorgungsamt aus. Darin hielt sie fest, dass meine psychische Beeinträchtigung auf keinen Fall etwas mit meiner seit 42 Jahren bestehenden chronischen Grunderkrankung zu tun hätte. Dies war aber nur ihre Meinung, Beweise dafür hatte sie nicht.

Da bis zu diesem Abschluss eine aufschiebende Wirkung des Urteils vorlag, forderte nunmehr das Versorgungsamt mit Hinweis auf das letzte Gutachten sämtliche gezahlten Entschädigungsleistungen, Kosten für Heil- und Krankenbehandlungen und Krankenkassenbeiträge zurück. Dies würde bedeuten, dass tatsächlich meine erkämpfte Planungssicherheit gegen null läuft. Und das würde auch bedeuten, wenn sich die Leberzirrhose weiter verschlimmert und anschließend sogar ein Leberzellkarzinom auftritt, wie es die Fachärzte prognostizieren, dass ich darum kämpften werden muss, dass dies als Folgeerkrankung der jahrelangen Grunderkrankung zu bewerten ist.

Man nimmt uns mit der Behauptung einer Ausheilung sogar das Recht, die im extra für uns geschaffenen AntiDHG genannten Heil- und Krankenbehandlungen in Anspruch zu nehmen. Nochmal, wir Geschädigte haben bisher finanzielle Einbußen bei unserer Grundrente, da die vielen Fehlpunkte durch jahrelange Nichtteilnahme am Arbeitsleben mit der Wiedervereinigung nicht in das Rentensystem übernommen wurden, und wir haben weiterhin keinen Anspruch auf Schmerzensgeld für lebenslange Krankheit. Hier liegt eine grobe Benachteiligung gegenüber anderen Opfergruppen vor, die zumindest eine lebenslange monatliche Entschädigung als SED-Opfer erhalten. Diese müssen keine persönliche Beweislast antreten, ob sie heute noch krank und geschädigt sind. Das gibt es nur bei Anti-D-Geschädigten!

Man mutet mir als Geschädigte zu, dass ich während dieser Pandemie durch Corona mit öffentlichen Verkehrsmitteln mehrere Krankenhäuser aufsuchen muss, dabei die hohe Ansteckungsgefahr einer chronisch Kranken in Kauf nehmend (eine zusätzliche Ansteckung mit einer Corona-Infektion bedeutet für uns den Tod). Mich belastet dieses Trauma psychisch, daher wollte ich mit meinem persönlichen Beispiel über das Geschehen und über den Kampf, den wir Opfer jahrelang kämpfen, aufklären. So viele Frauen müssen über Jahre hinweg zusätzlich zu ihrer Krankheit rechtlich kämpfen.

In meinem Fall hat der Kampf wieder einmal kein Ende genommen. Es müssen weitere Beweise mit fachärztlichen Befunden und weiteren Gutachten erbracht werden, was viele weitere Jahre in Anspruch nehmen wird. Ich weiß nicht, ob ich das gesundheitlich durchhalte und nicht gar schon die natürliche Lösung durch mein Ableben diese Sache beendet.

Wir möchten endlich rehabilitiert werden nach einem bereits verpfuschten Leben und warten bis heute auf eine Entschuldigung als Opfer einer vorsätzlichen Straftat durch DDR-Unrecht!

Traumatisierung durch politisierte Medizin (2016) überschreiben Florian Steger und Maximilian Schochow treffend ihr Buch und gehen darin im Detail auf besondere Übergriffe im Gesundheitswesen der DDR ein. Wut und Trauer sind bei dieser Betroffenengruppe besonders stark, wie sich bei Frau P. und bei der Frau, der sie als weiteres Beispiel eine Stimme gibt, zeigt. Sie sind weder ausreichend anerkannt noch rehabilitiert.

In dem Buch *Disziplinierung durch Medizin* (2014) gehen die beiden zuvor genannten Autoren auf eine geschlossene Venerologische Station der Poliklinik Mitte in Halle an der Saale ein, in der es von 1961 bis 1982 unter dem Verdacht einer Geschlechtskrankheit ohne Aufklärung und Einverständnis der Patientinnen (Mädchen und junge Frauen ab dem zwölften Lebensjahr) sowie teilweise ohne medizinische Indikation zu Eingriffen in die körperliche Integrität kam. In einem hierarchisch organisierten Terrorsystem sollten die Mädchen und Frauen zu sozialistischen Persönlichkeiten erzogen werden. Ich nenne an dieser Stelle auch diese Betroffenengruppe, um aufzuklären, dass es neben den Betroffenen von politischer Haft, Zersetzung, Zwangsadoption, Zwangsaussiedlung, Jugendwerkhöfen, Heimen, Übergriffen in Psychiatrie und Armee, ebenso solche Beschädigungen gab. Auch diese betroffenen Frauen leiden bis heute unter den Folgen ihrer Erlebnisse.

3.19 Herr S3: Transgenerationale Weitergabe[6]

Anhand dieses Fallbeispiels möchte ich deutlich machen, wie die Weitergabe politischer Traumatisierung in der DDR auf die nächste Generation erfolgt. Es ist mittlerweile unstrittig, dass dies über Kanäle abläuft. Doch wie sieht das im Einzelnen aus? Welche Mechanismen wirken?

Stefan Trobisch-Lütge hat im Buch *Verborgene Wunden* (2015) einige Wege dieser Weitergabe aufgrund seiner klinischen Befunde dargestellt. In meinem Buch *Heilende Wunden* (2018) kommen meine Kinder, mittlerweile selbst Ärzte, zu Wort. So versuche ich mich, von mehreren Seiten diesem Thema zu nähern. In der nachfolgenden Vignette geht es um Herrn S3 und dessen Familie.

Beide Eltern von Herrn S3 müssen aus politischen Gründen 1962 ins Gefängnis. Er, drei Monate alt und bis dahin von der Mutter gestillt, kommt zu seiner Großmutter, dann zur Schwester seines Vaters. Er entwickelt eine lebensgefährliche Ernährungsstörung und muss stationär behan-

6 Vortrag »Transgenerationale Weitergabe politischer Traumatisierung in der DDR und Bewältigungsmöglichkeiten aus psychoanalytischer Sicht« auf der 70. Jahrestagung der DGPT in Würzburg am 28. September 2019.

delt werden. Danach nimmt ihn die Schwester seiner Mutter auf, bis seine Eltern nach sechsmonatiger Haft wieder zurückkehren.

Den Grund für ihre Inhaftierung erfährt er erst mit 13 Jahren. Wenn er allein ist, schließt er sich ein, weil er Angst hat, abgeholt zu werden. 2018 wird Herr S3 arbeitslos und dekompensiert mit anhaltenden Depressionen. Seine Lebensgeschichte holt ihn ein. Anhand dieses Fallbeispiels möchte ich die Psychodynamik darstellen, biografische Zusammenhänge beleuchten und den Stand der Behandlung erörtern.

Anamnese

Herr S3 ist Facharbeiter für Nachrichtentechnik, zurzeit arbeitslos, ist verheiratet und hat zwei Kinder. Die Tochter, geboren 1984 und von Beruf Fachärztin für Lungenheilkunde, ist mit einer Frau verheiratet, sie haben ein gemeinsames Kind, geboren 2018. Der Sohn, geboren 1985 und von Beruf Einzelhandelskaufmann, ist ebenfalls verheiratet und hat einen Sohn, geboren 2019.

Herr S3 leidet unter den Folgen seiner Vergangenheit. Er ist sich aber nicht sicher, inwieweit diese Ereignisse heute noch Bedeutung für ihn haben. Durch seine Arbeitslosigkeit geriet in eine psychosomatische Krise mit depressiver Verstimmung, diffusen und situationsbezogenen Ängsten und psychosomatischen Beschwerden. Er verspürt eine starke innere Unruhe, Getriebenheit, Existenz- und Zukunftsängste. Herr S3 gibt bereitwillig Antwort auf meine Fragen, hat einen forschend-fragenden Blick und möchte mehr über sich erfahren. Seine Stimmung ist gedrückt, doch auflockerbar. Herr S3 ist für eine psychotherapeutische Behandlung sehr motiviert, hat einen hohen Leidensdruck und zeigt Einsicht in lebensgeschichtliche Zusammenhänge. Laut seinem Hausarzt liegt kein aktueller organrelevanter Befund vor.

Herr S3 wurde im Januar 1962 geboren und war ein gut genährter, von der Mutter gestillter Säugling. Sein Vater, Jahrgang 1933, war von Beruf Graveur, seine Mutter, 1941 geboren, war Schneiderin. Er schildert die häusliche Atmosphäre als Nestwärme. Allerdings gab es bereits drei Monate nach der Geburt von Herrn S3 einen traumatischen Einschnitt. Der Bruder der Mutter unternahm eine Republikflucht und wurde dabei erschossen. Die Eltern als angebliche Mitwisser wurden von der Staatssicherheit verhaftet. Der Vater wurde in einer Gaststätte verhaftet, die Mutter von ihrer

Arbeitsstelle abgeholt. Herr S3 war an diesem Tag bei seiner Großmutter, die von der Verhaftung an diesem Tag noch nichts erfahren hatte.

Sie gab nach der Verhaftung der Eltern den kleinen Enkel an die Schwester des Vaters weiter. Dort bekam er eine lebensgefährliche Ernährungsstörung und musste stationär behandelt werden. Nach der Genesung wurde er von der Schwester der Mutter betreut. Nachdem die Eltern im September 1962 aus der Haft entlassen wurden, konnten sie nicht mehr in ihren alten Beruf zurückkehren. Herr S3 kam aber wieder zu seinen Eltern, so wechselte er innerhalb kurzer Zeit seine Bezugsperson.

Bis zu seinem 13. Lebensjahr erfuhr er nicht, warum seine Eltern im Gefängnis waren. Er konnte als Kind nicht allein in der Wohnung sein. Wenn er allein war, bekam er Angstzustände. Wenn er aus der Schule kam, ging er sofort auf sein Zimmer und schloss sich ein, aus Angst, jemand könnte ihn abholen. Häufig schlief er im Bett mit seinen Eltern. Im Alter von neun Jahren erkrankte Herr S3 an Alopecia Areata, kreisrunder Haarausfall, und an einer schweren Allergie, was zur Folge hatte, dass ihn die Kinder in der Schule hänselten.

Mutter und Vater hatten ihre Gefängniserfahrung noch nicht verarbeitet, sie konnten mit dem eigenen Sohn aus Scham und Schuld nicht darüber sprechen. Herr S3 war dafür bekannt, dass seine leiblichen Eltern im Gefängnis waren. Er wurde nicht zur EOS, einer erweiterten Oberschule, zugelassen, obwohl seine Noten gut waren. Nach der zehnten Klasse musste er die Schule verlassen und wurde zum Fernmeldemonteur ausgebildet. Ein Beruf, den er nicht haben wollte.

Nach der Wiedervereinigung, Herr S3 war 29 Jahre alt, versuchte er mit seinen Eltern über seine Kindheit zu sprechen. Das wurde in den kommenden Jahren für alle Beteiligten sehr schwierig, denn die Mutter lehnte es kategorisch ab, über ihre Inhaftierung Auskunft zu geben. Sie sagte: »Ich will davon nichts mehr hören.« Beruflich wechselte Herr S3 häufig die Arbeitsstellen, bis er arbeitslos wurde. Er begab sich in ärztliche Behandlung, fühlte sich allein gelassen und das Leben schien ihm ein einziges Risiko zu sein und nur aus Ablehnung zu bestehen. Immer wieder versuchte er, auf seine Eltern zuzugehen, um mehr über sie und sich selbst zu erfahren.

Derzeit hat er Depressionen, leidet unter Schweißausbrüchen und kann einen Beruf nicht mehr ausüben. Herr S3 lebt mit seiner Ehefrau zusammen, die Arbeit hat und eine starke Unterstützung für ihn darstellt. Seine beiden Kinder sind selbstständig und er hat zwei Enkel. Freundeskreis und

Hobbys sind vorhanden, jedoch durch die aktuellen Beschwerden stark eingeschränkt.

Psychodynamische Überlegungen: Herr S3 wuchs in einer vollständigen Familie auf. Durch ein besonderes politisches Ereignis, die Republikflucht des Bruders der Mutter, die tödlich endete, gab es einen schweren Einschnitt traumatischer Art in der Familiengeschichte. Beide Eltern wurden verhaftet als Mitwisser, wurden also plötzlich dem drei Monate alten Säugling entzogen. Er erlitt eine lebensbedrohliche Ernährungsstörung und musste stationär behandelt werden. Innerhalb einer kurzen Zeitspanne wechselten seine Bezugspersonen im familiären Kreis. Nach der Rückkehr seiner Eltern wurde er weiter versorgt, aber diese konnten erst spät mit ihm darüber sprechen, was dazu führte, dass er Primordialsymptome ausbildete. Er entwickelte Ängste und bekam psychosomatische Beschwerden. Früh verließ er dann die Familie, heiratete und wurde Vater von zwei Kinder. Herr S3 hat immer funktioniert. Nach der friedlichen Revolution hat er die Stellen gewechselt, wurde zunehmend unruhiger, umtriebiger und mit anhaltender Arbeitslosigkeit depressiv. Die auslösende Situation war der Verlust der Arbeitsstelle, frühere Verlustängste wurden reaktiviert: ein unbewusster Konflikt, Abhängigkeit versus Autonomie, und ein Ich-Überich-Konflikt in transgenerationaler Weitergabe. Das frühe Bindungstrauma durch den plötzlichen Verlust beider Primärobjekte endete fast tödlich: »Als Archetyp der traumatisierenden Bindungsbeziehung betrachten wir eine Beziehung, in der das Kind mutterseelenallein überwältigender Verzweiflung ausgesetzt ist und niemanden hat, in dessen Gedanken und Gefühlen es sich aufgehoben weiß« (Allen, Fonagy & Bateman, 2011, S. 299).

Meine Diagnose: PTBS, depressive Störung als Traumafolgeschaden, Intrusionen, innere Unruhe, Albträume, Getriebenheit, depressive Verstimmung, Hyperarousal, psychosomatischer Beschwerdekomplex F32.1, F43.1 und F45.0.

Mein Behandlungsplan: Herr S3 möchte therapeutische Hilfe, fühlt sich instabil und ohne ausreichenden Boden. Auch ich sehe in einer Psychotherapie einen notwendigen Schritt, daran zu arbeiten, lebensgeschichtliche Zusammenhänge zu ergründen. Die Zusammenhänge in seinem Lebenslauf sollen für ihn spürbar und neue Perspektiven sollen entwickelt werden. Dabei geht es um die innere Ablösung von den traumatischen Erlebnissen der Eltern und die Hinwendung zu sich: Vertrauensaufbau, Aufbau von mehr Selbstvertrauen und Abbau innerer Unruhe sowie von Schuldgefühlen. Diese Ziele sehe ich in einer tiefenpsychologisch fundierten Psychotherapie über 48 Stunden. Die Prognose schätze ich als ausreichend günstig ein. Herr S3 ist sehr reflektiert, hat einen hohen Leidensdruck und ist für eine Psychotherapie sehr motiviert. Diese erste Kurzzeittherapie dient dem Vertrauensaufbau mit einem stabilen Arbeitsbündnis.

Protokoll der zwölften Therapiestunde

Herr S3 kommt aus seinem 14-tägigen Urlaub zurück. Es folgt die Verschriftlichung der zwölften Therapiestunde, in der wir über seine Träume sprachen (P = Patient; T = Therapeut):

P: Meine Frau hatte den Eindruck, dass es mir schon besser geht.

T: Und Sie selbst?

P: Ich kann das bei mir selbst so schwer einschätzen. Wenn das meine Frau sagt, wird es aber schon stimmen. Übrigens habe ich auch einen Termin bei der Psychiaterin vereinbart. Von dem Neurologen bekomme ich in Kürze die Auswertung.

T: Sie sagten, dass sich die Krankenkasse bei Ihnen gemeldet hat. Was war da?

P: Nun ist eine Kur vorgesehen, die sicherlich nötig ist. Die vielen Arzttermine erschöpfen mich aber auch. Ich möchte Ihnen aber erzählen, dass ich im Urlaub geträumt habe und einiges davon behalten konnte.

T: Ich bin gespannt.

P: Der erste Traum: Ich habe mich wieder bei der Post beworben und musste mich einer Einstellungsprüfung unterziehen. Ich sollte überschaubare Zahlenkolonnen erst sprechen und dann aufschreiben. Leider schrieb ich die falschen Zahlen auf.

T: Wie ging es Ihnen dabei?

P: Davon bin ich vor Verzweiflung aufgewacht. Im zweiten Traum war ich mit meiner Frau an der Küste. Plötzlich kam ein Tsunami. Ich konnte mich festhalten, aber meine Frau wurde ins Meer gespült. Sie war weg, dann aber wieder da. Dann wieder weg, wieder da. Dieser Traumabschnitt ging zu Ende ohne Ergebnis. Dann sah ich eine Frau vom vierten Stock eines Hauses in den dritten Stock klettern. Guck mal, das ist doch deine Frau, sagte ich zu mir. Sie hatte sich an der Marquise ein Stockwerk tiefer geschwungen.

T: Was kommen Ihnen für Einfälle zu diesem Traum?

P: Ich kenne meine Frau seit der zehnten Klasse. Wir haben viel Sport zusammen gemacht. Ich habe bisher nie von meiner Frau geträumt und jetzt gleich zweimal.

T: Das ist ein neuer Rekord?

P: Ich weiß nicht, ob das normal ist. Neulich kamen sogar die Schwiegereltern vor. Das mündet in den dritten Traum. Die Hunde waren ihnen weggelaufen. Ich sollte sie den Schwiegereltern zurückholen. Plötzlich stellte sich ein Stier in den Weg und ließ mich nicht durch. Erschrocken wachte ich auf.

T: Können wir uns einen Traum genauer ansehen? Welchen würden Sie auswählen?

P: Den Traum mit dem Tsunami. Ich hatte Angst, dass noch eine zweite Welle kommt. Die Dünen waren etwa 15 bis 20 Meter hoch. Das war eine Riesenwelle. Ich war völlig hilflos. Es kam zu keinem Resultat.

T: Haben Sie eine Idee, warum Sie so etwas träumen?

P: Da ist eine große Hilflosigkeit, ein Ausgeliefertsein, wenn ich darüber reflektiere. Ohne Vorwarnung diese riesige Welle.

T: Sie haben Ihr Traumbuch aufgeschlagen und nun das.

P: Von der letzten Firma träume ich wiederholt. Diese stellt mich wieder ein, aber ich kann die Aufgaben nicht erfüllen.

T: Wofür könnte die große Welle stehen?

P: Ich treibe dahin. Ich kann mein Schicksal nicht steuern. Manchmal finde ich auch ein Buch nicht. Ob das noch schlimmer wird? Da ist eine negative Schwingung.

T: Sie haben die Oberhand über Ihr Leben verloren.

P: Da bin ich nicht mehr selbstbestimmt. Die Prüfung ist ein großer Berg. Dabei war ich immer die Lokomotive.

T: Da ist etwas in Ihnen abhandengekommen, was Sie wiederhaben möchten.

P: Ich frage mich, ob das noch einmal anders wird, wenn ich möglicherweise Rente bekomme. Ob ich jemals meine innere Ruhe wiederfinde, ob ich damit gut zu Ende leben kann. Immer habe ich funktioniert, nun fehlt die Energie. Ich frage mich, wie Sie das machen? Sie ackern doch auch wie ein Pferd. Sind Sie aus anderem Holz?

T: Eine sehr persönliche Frage. Auch ich muss dafür sorgen, dass ich nicht ausbrenne. Außerdem habe ich eine andere Vorgeschichte.

P: Das kann ich teilweise nachvollziehen. Bei mir gab es sehr viele Trennungen. Aber so richtig verstehe ich nach wie vor nicht, was mit mir los ist.

T: Die Träume haben Sie wachgerüttelt. Sie sind sich nähergekommen. Aber es bleiben uns noch viele offene Fragen. Für heute müssen wir Schluss machen. Bis zum nächsten Mal.

Behandlungsverlauf

Nach vier Vorgesprächen, in denen es um die Erhebung der Lebensgeschichte, aber auch um die Regelung der Krankschrift, der haus- und nervenärztlichen Mitbehandlung ging, konnten wir mit der Behandlung beginnen. Nach einer ersten Kurz- ist eine Langzeittherapie als Tiefenpsychologisch fundierte Psychotherapie geplant und auch genehmigt.

In der ersten Stunde ärgert er sich lange über seine vergessene Versicherungskarte. Er berichtet, dass ihm alles schwerfalle, er keinen Antrieb habe. Ich erwidere meine Vermutung, dass er das von sich nicht kenne. Seine Antwort: »Ich war immer eine Lokomotive, schiebend oder ziehend.« Er betreibt zurzeit privat einen kleinen Antiquitätenhandel mit Büchern. Das ist das Einzige, was ihm noch Spaß macht. Doch er ärgert sich, wenn er dabei langsamer wird, wenn er Fehler macht. Ich sage ihm: »Deshalb ärgern Sie sich auch so, dass Sie die Versichertenkarte vergessen haben. Die Depression und auch das Alter zeigen Ihnen Grenzen auf, die Sie nicht haben möchten.« »Ja, das stimmt«, sagt er. Er fühlt sich schlapper als je zuvor. Er könne so nicht arbeiten und denkt über seine Zukunft nach. Dann erzählt er von seinen Eltern, der Vater ist mit 86 Jahren zunehmend dement und musste von der Mutter ins Heim gegeben werden. Dort weint er und will nach Hause. Seine Mutter habe das sechs Jahre ausgehalten, dann sei es nicht mehr gegangen. Hier kommen Trauer- und Schuldgefühle hoch.

In der zweiten Stunde berichtet er von seinem inneren Rückzug, von nur noch wenigen sozialen Kontakten. Neben den Büchern ist ihm der Garten der wichtigste Zufluchtsort. Durch erhöhte Verlustängste kündigte er 2007 seine sichere Stelle bei einer großen Firma. Sein Bereich sollte ausgegliedert werden. Die Kollegen sind heute noch dort. Er erlebte von da an bis 2018 eine Odyssee von Arbeitsplatzwechseln. Dabei wirkt er sehr getrieben, man könnte sagen, wie auf der Flucht. Damals dachte er bei der geplanten Ausgliederung, »dass die das nicht ohne Grund machen. Das war wie eine Bedrohung.« Anstatt abzuwarten, machte er einen Aufhebungsvertrag. Mittlerweile fühlt er sich müde und schlapp, nahezu energielos. Ich frage ihn, wie es ihm geht, wenn er an die alte Firma denkt. Er hat Kontakt zu einigen der früheren Kollegen. Da ist noch ein gewisses Zusammengehörigkeitsgefühl. Er hat sich auch wieder dort beworben, ist aber abgelehnt worden. Schließlich wollte ich wissen, ob Fernmeldemechaniker sein Traumberuf war. Er hätte viel lieber Sprachen und Germanistik studiert, durfte das aber nicht aufgrund der Vorgeschichte seiner Eltern. So bleibt er auf der Flucht und landet doch wieder bei den Büchern.

In der dritten Stunde beginnt er mit der Frage, wohin die Reise wohl geht. Ich spüre seine Angst und Ungewissheit und frage ihn, wie er das meint. Die Krankenkasse möchte ihn nicht weiterbezahlen, er kann nur noch leichte Sachen, richtig arbeiten kann er nicht mehr. Ob er Rente bekommt? Ich merke existenzielle Ängste, dass er kein Geld mehr bekommt, verbunden mit frühen Verlustängsten. Darauf gehe ich nicht weiter ein, sondern frage ihn nach seinen Träumen. Er träume viel von der Arbeit der letzten zehn Jahre, eine sehr bewegte Zeit, und von seinen alten Kollegen. Seine Gedächtnisleistung sei katastrophal. Er weiß auch nicht, ob es ihm mit einer Berentung besser ginge. Ich ergänze: »Ob es damit geklärt ist.« »Ja, und ob ich damit zur Ruhe komme.« Denn mir kommt der Gedanke, dass die Ablenkung durch die Arbeit wegfällt.

Herr S3 stellt sich vor, ob er seine alte Arbeit noch bewältigen könne. Die sei zwar nicht so stressig wie in der freien Wirtschaft, aber die Kollegen klagten heute mehr als früher. Immer wieder kreist das Thema um die Arbeit, und dass es nicht sein Traumberuf war. Ich werfe ein, dass es eine Art Lebensbilanz ist, die mit innerer Unruhe einhergeht. Er bestätigt es. Die zu erwartende EU-Rente wird durchgerechnet. Ich überlege laut, dass er mit der Absicherung durch die Rente endlich eine Arbeit – die mit den Büchern – machen könne, die ihm Spaß bereitet. Herr S3 meint, da habe er aber wieder Schuldgefühle, nicht genug gearbeitet zu haben und anderen zur Last zu fallen, nämlich der Rentenkasse. Irgendwie sei das verzwickt. Ebenso, dass seine Mutter nicht über die Vergangenheit sprechen wolle. Wenn der Vater erzähle, dass er im Gefängnis Wasser aus dem Klo getrunken hat, unterbreche sie ihn. Jetzt sind wir also wieder bei der Vergangenheit gelandet. Wahrscheinlich gehört das alles doch zusammen.

Der weitere Verlauf ist wiederholt neben der analytischen Arbeit durch interdisziplinäres Vorgehen gekennzeichnet. Das kommt in dem Begleitschreiben zur vorgesehenen Kur zum Ausdruck, das hier in Auszügen folgt:

Fachärztliche Stellungnahme

Herr S3, geboren 1962, befindet sich wegen einer reaktiven Depression F32.1 und einer Posttraumatischen Belastungsstörung F43.1 in meiner psychotherapeutischen Behandlung.

Die Beschwerden sind chronische Erschöpfung, Antriebslosigkeit, depressive Verstimmung, innere Unruhe, Gleichgültigkeit, fehlende Freude, Existenz- und Zukunftsängste, Schlafstörungen, Konzentrations- und Gedächtnisprobleme, psychosomatischer Symptomkomplex.

Neben der Behandlung erfolgt parallel die Abklärung organischer Ursachen durch Hinzuziehung eines Neurologen. Herr S3 leidet außerdem an einem insulinpflichtigen Diabetes mellitus und an Bluthochdruck. Eine psychiatrische Vorstellung ist geplant, um eine medikamentöse Mithilfe zu überprüfen.

Auslöser der gesundheitlichen Krise ist eine chronische Überforderung im Arbeitsbereich mit deutlich verminderter psychischer und physischer Belastbarkeit.

Neben den aktuellen Konfliktfeldern kommen einige unverarbeitete frühere Erlebnisse mit hoch. Dazu gehören eine lebensbedrohliche Ernährungsstörung als Säugling, Angstsymptome als Schulkind und Jugendlicher, vorzeitiger Haarausfall und seit 2008 häufige, unfreiwillige Arbeitsplatzwechsel mit verstärktem Stresserleben. 2018 kam es zum psychischen und körperlichen Zusammenbruch.

Zu den ambulanten Bemühungen wäre aus fachärztlicher Sicht eine stationäre Unterstützung durch eine psychosomatische Kur dringend erforderlich. Eine mögliche berufliche Perspektive ist dabei auch zu klären.

In einer hinzugezogenen Supervision wurde deutlich, dass es sich in dem Traum mit dem Tsunami, den mir Herr S3, wie zuvor geschildert, in der zwölften Therapiestunde offenbarte, um einen ungelösten Konflikt handelt. Weiterhin wurde ersichtlich, dass er über weniger Orientierung verfügt als seine Frau. Sie und ich wissen besser Bescheid als er. Obwohl er viel liest, kommt er nicht zu sich. Die Überich-Ängste lähmen ihn. Nicht er, sondern seine Frau ist mittlerweile die Lokomotive.

Der Stier ist auch ein Teil von ihm, er steht sich selbst im Weg. Er wird weggespült und kommt wieder heraus. Der Ausgang ist offen. Er will auch mehr bei mir sein und nicht zu einem Kollegen weggespült werden. Durch den Traum wird die gewaltige Tiefe sichtbar: Die Haft der Eltern, das verfolgende Überich, die verfolgende Instanz, er kann erschossen werden. Der Tsunami könnte für den Todesschuss stehen. Der Grenzübergang ist lebensgefährlich. Der Rentenübergang auch?

Weitere sich anschließende Fragen lauten: Warum sind die Eltern so? Warum der Objektwechsel? Die Mutter ist in ihrer mütterlichen Funktion durch die Haft zusammengebrochen. Die Mutterübertragung: Ich nehme ihn an den Familientisch. Trennungen sind für ihn ein Rätsel. Habe ich was falsch gemacht? Herr S3 ist verstrickt, seine fünf Jahre jüngere Schwester fühlt sich ausgegrenzt und leidet ebenfalls an Depressionen. Was ist innen, was außen? Dies sind einige Fragen, die zu diesem Zeitpunkt für die weitere Therapie hilfreich sein könnten.

Wie ging es mit Herrn S3 weiter? In Kurzform schildere ich den weiteren Verlauf: Mittlerweile bezieht er eine EU-Rente. Auf der einen Seite ist er entlastet, auf der anderen Seite spürt er, dass etwas in ihm ungeklärt ist. Die wiederkehrenden Verfolgungsträume und die anhaltende Energielosigkeit machen ihm zu schaffen. Zunächst sagt er oft, dass es ihm gut geht. Im weiteren Gespräch kommen dann die Defizite zum Ausdruck. Schon am frühen Nachmittag hat er einen deutlichen Spannungsabfall. Dadurch vereinbaren wir selten Nachmittagstermine und haben unsere Sitzungen in der Regel vormittags. Er überlegt, ob er sein Leben aufschreibt. Er liest gern die Bücher anderer, warum nicht auch seins?

In der Vaterübertragung werden regressive Wünsche nach Orientierung, Anregung und Austausch deutlich. Der Vater war über acht Jahre dement. Es ist davon auszugehen, dass er auch eine Posttraumatische Belastungsstörung hatte. Barbara Bojack (2021) beschreibt den möglichen Zusammenhang zwischen Traumatisierungen und Demenz. Inzwischen ist der Vater gestorben. Die Beerdigung findet in Kürze statt. Nun ist hier ein Trauerprozess zu begleiten, der bereits begonnen hat. Herr S3 hätte nicht gedacht, dass ihm das so zu schaffen macht.

Auf diese Weise kommt er an seine Gefühle, die teilweise abgespaltet sind. Die Therapie wird niederfrequent weitergeführt. An dieser Stelle sei auch darauf hingewiesen: Eine Psychotherapie aus diesem Grund, vor diesem politischen Hintergrund, war in der DDR kaum üblich. Zu sehr lief man Gefahr, dass Kollegen einer behandelnden Einrichtung als Inoffizielle Mitarbeiter mit der Staatssicherheit zusammenarbeiteten (Kumbier, 2020).

Auch in dieser Fallvignette werden die seelischen Narben sichtbar. Das Zusammenspiel von Freiheit und Verantwortung wird auf der individuellen und gesellschaftlichen Ebene deutlich. In der letzten Stunde berichtete Herr S3 einen Traum wieder über seine Arbeit. Er kann schwer loslassen. Der Traum könnte ihm dabei helfen. Die Luft ist raus. Nur noch bis mittags hält er durch, ehe der Spannungsabfall eintritt. Am Ende sagte er, dass an seiner letzten Arbeitsstelle sein Erschöpfungszustand noch ruhen konnte. Mit dem Wechsel an andere Arbeitsstellen wurde er immer energieloser. Doch er funktionierte bis zum Schluss. Durch die Therapie hat er gelernt, mit seinen Einbußen zu leben, und hat sich eine neue Perspektive mit kleinem Buchversand, Haus und Garten aufgebaut.

3.20 Frau B2: Jeder Tag ist ein kleiner Schritt

Die Jahre rückblickend gesehen war es nur Kampf, der sich aber ausgezahlt hat, sodass ich jetzt wenigstens finanziell abgesichert bin. Ich habe meine Rente vor Gericht erstritten, nach 13 Jahren Gerichtserfahrung mit Anwälten. Insgesamt sieben habe ich verschlissen, darunter auch ein Professor Doktor. Alle Anwälte haben entweder den Termin nicht gehalten oder es kamen die Worte »Na ja, da können wir nichts machen.«

Ich habe mir im Internet Gerichtsverfahren über Rentenklagen besorgt, diese gelesen, um zu verstehen, wie die Gesetze ausgelegt waren, und dabei festgestellt, dass es von Verfahren zu Verfahren verschiedene Auslegungen gibt. Auf Nachfrage wurde mir mitgeteilt, dass jeder Richter eine freie Auslegung hat. Okay – müssen wir so damit leben und dann eben das Verfahren ohne Anwalt weiterbetreiben …

Dann, in zweiter Instanz, nahmen wir zum Schluss doch noch eine Anwältin, um die Anträge korrekt stellen zu können. Vom Gericht musste ich zu insgesamt zu vier Gutachtern, die sich, genau wie im Buch *Verborgene Wunden* beschrieben und bemängelt, nicht im Geringsten mit der Thematik Heim oder Jugendwerkhof in der DDR auskannten. Sie verstanden weder die Traumatisierung oder Gedanken des Opfers noch machten sie sich die Mühe, sich zu orientieren.

Bei einer Gutachterin, die Ärztin im Dienst des Polizeipräsidenten von Berlin war, hatte das Gutachten allein in der Ausführung meines Lebenslaufes und Namens mehr als 20 Fehler. So gab es darin völlig unzutreffende Zeiträume über meinen Arrest in Torgau. Das Gutachten war nur so dahingeschludert ohne Hirn und Interesse an mir. Und zum Schluss fragt die Dame mich noch, ob meine Verletzungen schmerzten – eine Fangfrage oder Blödheit? Ich bin gegen das Gutachten mit Fakten angegangen, aber trotz der Beweise wurde es von dem Gericht am höchsten gehandelt: eben eine Ärztin im Dienst des Polizeipräsidenten ...

Auch meine Schwerbehinderung habe ich vor Gericht erstritten und eine Pflegestufe erkämpft. Hat sich der Kampf gelohnt? Ja, aber es war schwer, oft habe ich aufgeben wollen, aber dann kam der Kopf und sagte: Nein, so nicht Fräulein, gib nicht auf. Du hast gelitten in der Kindheit und Jugend. *Sie* haben dir dein Leben zerstört und du bist irgendwie durch das Leben gekommen, hast deinen Körper verunstaltet und gerade lebenswert war das Leben bis dato nicht. Ich habe für mich erkannt: Schweigen tötet von innen. Schreie deine Wut hinaus und gib nicht auf. Nicht jeder hat den Rückhalt vom Partner wie ich und wahrscheinlich auch nicht die Durchhaltekraft, immer wieder aufzustehen und weiter zu kämpfen, aber auch kleine Schritte, die zum Guten führen, bauen auf und geben Mut, um weiterzugehen. Jeder so, wie er kann.

Sobald ich mich etwas erholt habe, gehe ich noch in die zweite Instanz meiner strafrechtlichen Rehabilitierung. Das Gesetz lässt mir ja jetzt noch etwas Zeit. Seit 2010 bin ich in Therapie, erst Einzel-, dann Gruppentherapie. Das brachte mich auf den Weg, um Antworten zu erhalten, wer ich wirklich bin. Einiges in der Zeit ist hinter einem dichten Schleier. Meine Mutter ist tot, da gibt es keine Antworten mehr. Mein Vater sagt, »das ist Vergangenheit, und ich will nichts mehr damit zu tun haben.« Er will keine Verantwortung übernehmen.

So habe ich in Staatsarchiven, im Jugendamt, Sozialamt und Jugendwerkhof Torgau sowie Jugendwerkhof Eilenburg meine Akten ausfindig gemacht. Alles durchgesehen, wo mein Name aufgetaucht ist, gespeichert und so mein Leben auf Papier gefunden. Dabei fand ich Beurteilungen, Strafen, Arbeitsunterlagen, Unterlagen von Abteilung Inneres der DDR, Stasiunterlagen und vieles mehr. Mich baute dabei auf zu lesen, dass ich immer versucht habe, mich gegen dieses Regime aufzulehnen. Das hat mir damals nicht gutgetan, aber heute macht es mich stolz.

Dieser Weg führte mich aber oft auch an meine Grenzen und ich dachte, was tust du dir da an? Aber ich konnte nicht aufhören, musste immer weiter: einmal etwas zu Ende bringen ohne aufzugeben – ich glaube, dieser Gedanke hat mich dazu getrieben, all diese Hürden zu überspringen. In den Gerichten hatte ich oft das Gefühl zu ersticken, kaum hatte ich die Tür erreicht. Diese waren ja zu DDR-Zeiten nicht gerade auf unserer Seite.

Bin ich heute geheilt? Nein, aber ich habe gelernt, mit meiner »psychischen Behinderung« zu leben, so gut es geht, und sie als ein Teil von mir zu sehen. Nicht immer ist es leicht, aber es gibt immer mehr gute Tage und mir ist das wichtig. Ich hatte auch schwere Erkrankungen und der Zweifel kam stets hoch, warum tust du dir das an? Es war und ist ein stetiges Auf und Ab, so wie bei jedem Menschen. Ich habe mir aber den Weg geebnet und so Freiraum geschaffen, um mehr gute Zeiten zu haben, um mir intensiver Ruhe zu geben, wenn es mich überrollt und die Traurigkeit in meine Seele will.

Früher war der Wunsch zu sterben oft da, heute ertappe ich mich bei der Frage: Na, lebe ich noch ein paar Jahre? Ich merke, dass sich grundlegende Gedanken in meinem Kopf verändern, und das ist merkwürdig, da doch Jahrzehnte ein gewisses Denkschema vorlag und mein Handeln bestimmte. Es ist schwer, ein neues Denkschema beim Fühlen anzunehmen und damit klarzukommen nach all den Jahrzehnten, aber ich versuche immer mehr, es einfach geschehen zu lassen. Es kommen zwar auch Rückfälle und Zweifel auf, nur sind diese nicht mehr so aggressiv wie vor Jahren. Jeder Tag ist ein kleiner Schritt in die richtige Richtung.

Ich will leben und habe auch ein Recht auf Glück – also lass ich es zu. Wir, die Traumatisierten, werden nie ganz frei von der Erkrankung sein, aber ich denke, umso mehr wir das erkennen und akzeptieren, umso freier können wir leben.

3.21 Frau V.: Torgau

Ich wurde als sechstes Kind einer kinderreichen Familie im September 1959 in Sachsen geboren. Ich habe noch sechs Brüder und drei Schwestern. Meine Eltern waren beide voll berufstätig und die »Kleinen« wurden meist von den großen Geschwistern erzogen. Ich hatte eigentlich eine recht gute Kindheit, mit Kindergarten und Schule.

Das änderte sich schlagartig im Jahr 1970. Ich war elf Jahre alt und musste mir sexuelle Annäherungen meines Vaters gefallen lassen. Ich habe mich geschämt, habe mit niemandem darüber reden können. Als ich dann doch versucht habe, mit einer Klassenkameradin zu sprechen, erwischte uns mein Vater hinter dem Haus und ich bekam Hausarrest und furchtbare Prügel mit einer Pferdepeitsche.

Mein Körper war gezeichnet mit offenen Platzwunden und in der Zeit fing mein sogenanntes »Stursein« an. Ich konnte in der Schule nicht sitzen, weil mein Rücken und mein Hintern total geschmerzt haben, und deshalb störte ich pausenlos den Unterricht. Ich wusste, dass man dann stehen musste. Wenn Sportunterricht angesagt war, schob ich meine Periode vor. Irgendwann kam der Sportlehrer dahinter und ich sollte mich umziehen gehen. Die Tochter des Direktors war meine Freundin und musste mich begleiten. Der habe ich dann gezeigt, wie ich aussehe, und habe ihr von meinem Vater erzählt. Nach einem kurzen Gespräch mit dem Direktor hatte sich auch meine Musiklehrerin meinen Rücken angesehen und ich wurde zum Arzt und dann nach Hause geschickt. Ich hatte auch mehrere Gespräche mit einem Herrn P. vom Jugendamt, aber es passierte nichts, ich bekam nur viel mehr Prügel als vorher.

Da habe ich angefangen, kleine Diebstähle in der Schule zu machen, Kugelschreiber, Filzstifte, Füller, kleinere Geldbeträge und sogar ein Fahrrad. In den Unterlagen des Jugendamtes steht nichts davon, dass ich mehrere Male über den sexuellen Missbrauch im Elternhaus geklagt habe.

Auf Antrag der Schule bekam ich im Januar 1972 eine Zwangseinweisung in ein Kinderheim mit der Begründung »Verwahrlosungsentwicklung«. Dort blieb meine Sturheit zunächst und ich wurde von den »Alten« auch oft verprügelt, weil ich mich nicht einfügen wollte. Ich beendete die achte Klasse und kam im Juli 1974 wieder ins Elternhaus zurück.

Es dauerte nicht sehr lange, bis die Übergriffe meines Vaters wieder anfingen. Da ich sehr oft von zu Hause ausriss, stellte meine Mutter beim zuständigen Jugendamt den Antrag, mich gleich ins nächste Heim zu stecken. Begründung: Ich sei sehr verhaltensgestört. Im Dezember 1974 war der Beschluss da für einen geschlossenen Jugendwerkhof. Wollte sie die Übergriffe meines Vaters nicht mehr oder wollte sie mich nicht mehr zu Hause haben? Ich kann sie nicht mehr fragen, beide leben heute nicht mehr.

Im Februar 1975 wurde ich durch die Polizei aufgegriffen und man brachte mich ins Durchgangsheim Alt-Stralau bei Berlin. Von dort aus ging es mit dem Sammeltransport nach Rödern, wo ich das erste Mal nur zwei Stunden war. Zwei Monate später war der Torgaubeschluss erwirkt und ich hatte viereinhalb Monate vor mir.

Mir konnte man mit Torgau nicht drohen. In meinen Gedanken suchte ich nur Möglichkeiten zum Türmen. Doch da hatte ich falsch gedacht:

schwere Eisentore, hohe Mauern mit Stacheldraht, überall verschlossene Gittertüren, da gab es kein Entweichen. Ich fügte mich, musste ich ja, aber ich war oft sehr stur, was die Anzahl meiner Arresttage schon aussagt. Mit Sport gedrillt bis zur Erschöpfung, obwohl ich sehr sportlich war, habe ich die Monate lustlos und desinteressiert überstanden. Aber man hat mich nicht brechen können.

Zurück im Stammwerkhof, zurück im grafischen Großbetrieb »Völkerfreundschaft«, wo ich zum Buchbinder mit Teil-Abschluss ausgebildet werden sollte, fingen meine Entweichungen erneut an, ich wollte nie eingesperrt sein. Und somit landete ich im Mai 1976 erneut in Torgau, dieses Mal für volle sechs Monate.

Laut meiner Akte habe ich insgesamt 36 Tage in Einzelarrest verbracht: Selbstverstümmelung (Nadel im Unterarm), Verschlucken von Dingen (Aluminiumlöffel, kleine Zahnbürste).

Nach dreieinhalb Monaten hatte man mich gebrochen. Zu meinem Geburtstag, eine besondere Überraschung durch den Direktor, bekam ich nächtlichen Besuch. Das, was man in meinen ersten viereinhalb Monaten nicht geschafft hatte, das hat ein einzelner perverser Mensch in einer Nacht geschafft. Nähere Erläuterungen – NEIN.

Als ich mit jemandem sprechen wollte, bekam ich gleich zwei Tage Arrestverlängerung. Von diesem Tag an habe ich nur noch funktioniert. Ich wurde oft Wochenbeste und bekam auch Belobigungen. Doch über so etwas wird man nie irgendetwas in den Akten finden, wir sind nichts, und wir werden nichts, wir waren das Letzte.

Bis heute fällt es mir schwer, über mein Leben zu sprechen, aber die Zeit der Aufarbeitung benötige ich, genau wie jede oder jeder andere, um mit den Geschehnissen in den staatlichen Einrichtungen der DDR fertig zu werden. Und ich werde noch lange Zeit dafür brauchen. Ich war vor 45 Jahren in Torgau und habe 38 Jahre später mit der Aufarbeitung meiner Vergangenheit begonnen. Nach 39 Jahren war ich unter Aufbringung aller inneren Kräfte zum ersten Mal in der heutigen Gedenkstätte des GJWH Torgau und ehrlich: Ich hatte noch nicht die Kraft, alles zu besichtigen.

Frau V. ist weiterhin in meiner Sprechstunde. Es gibt stützende Gespräche. Ihre Zeitzeugenarbeit ist ihre Therapie. Sie ist klug und kann sich gut ausdrücken. Während ich das aufschreibe, muss ich anfangen zu weinen. Da ist viel Trauer.

3.22 Frau J.-P.: Glück ist in mein Herz eingezogen

Ich habe eine posttraumatische Belastungsstörung durch eine Inhaftierung in der DDR erlitten. Leider habe ich immer wieder große Probleme mit Angstzuständen, Schlafstörungen und wenn ich mich mit Behörden auseinandersetzen muss, kann es passieren, dass ich Panikattacken bekomme.

Als die Covid-19-Pandemie begann, habe ich wieder Depressionen bekommen und habe tagelang auf meiner Couch gelegen. Als die Maskenpflicht in Berlin aufkam, habe ich angefangen, Masken zu nähen. Zuerst habe ich sie verschenkt, aber mein Sohn sagte zu mir, ich solle das bitte nicht mehr umsonst machen. Er hat mir für seine Maske 5 Euro gezahlt und mich auf die Idee gebracht, Masken zu nähen und das erhaltene Geld zu spenden.

Weil ich in der Dominikanischen Republik sehr viele Bekannte und Freude habe und diese Menschen durch Corona ihre Arbeit verloren haben und deshalb keine Einkünfte und keine Krankenversicherung mehr haben, hatte ich die Idee, dort zu helfen. Das Virus hat dort sehr großen Schaden angerichtet. Deshalb habe ich mir von den Leuten ein Passfoto schicken lassen, konnte dann mit den Namen zur Bank gehen und ihnen Geld für Lebensmittelkäufe überweisen. Einen jungen Mann habe ich gebeten, ein Stück Land urbar zu machen und dort Gemüse anzubauen. Wenn das Gemüse reif ist, wird er 30 Prozent der Erträge spenden. Einem Koch schicke ich alle zwei Wochen Geld, dass er für arme, alte Menschen jeden zweiten Tag Suppe kochen und diese kostenlos verteilen kann.

In fünf Monaten habe ich durch meine Spendenaktion 140 Familien für einen Monat Lebensmittel kaufen können. Zwei Covid-Erkrankten schicke ich jeden Monat 10.000 Pesos, damit sie sich Lebensmittel und Medikamente kaufen können. Ich habe bis heute über 2.300 Masken genäht und diese auch alle verkauft. Die Spendensumme beträgt jetzt schon viele 1.000 Euro. Die Menschen sind so dankbar für die vielen Spenden.

Auch für mich hat sich durch diese Spendenaktion vieles zum Guten verbessert. Meine Dämonen und Depressionen konnte ich bekämpfen und so viel Kraft, Freude und Energie schöpfen, dass ein sehr großes Glück in meinem Herzen eingezogen ist. Ich fühle mich, als wenn ich auf einer großen weißen Wolke schwebe. Mir hat es gezeigt: »Geben ist seliger als Nehmen.« Es hat eine heilende Wirkung bei mir hervorgerufen, und dafür bin ich unendlich dankbar.

Glückwunsch. Was für ein toller Schritt! Die Gespräche mit Frau J.-P. laufen weiter. Das Geschehene ist weiter zu würdigen und zu stabilisieren.

3.23 Herr E.: Vater und Sohn

»Eigentlich dürftest du gar nicht leben«, hörte er schon als Kind seine Mutter sagen. Tatsächlich grenzt es an ein Wunder, dass der im März 1943 Geborene mit seiner Familie den Hamburger Feuersturm im Juni 1943 überlebte.

Noch im selben Jahr wurde die Familie (Mutter, Bruder, sechs Jahre älter, Schwester, zwei Jahre älter) nach Thüringen verschickt. Der Vater befand sich als Antifaschist (SPD) im Konzentrationslager und wurde 1945 von den Engländern befreit. Der Sohn überlebt den Feuersturm, der Vater das KZ.

1946/47 erfolgte der Umzug in eine ostthüringische Universitätsstadt. Der Vater bekam als promovierter Physiker eine Assistentenstelle an der Universität, später eine Professur. Herr E. legte das Abitur ab, absolvierte eine Lehre als Tischler und studierte an einer Thüringer Hochschule. Er wollte die DDR aus politischen Gründen verlassen und wurde inhaftiert. Sein Vater solidarisierte sich mit ihm.

Die Ereignisse liegen tief in seiner Seele. Bis heute beschäftigen ihn diese Ereignisse. Er möchte sie durch dieses Buch weitergeben.

3.24 Frau K.: Meine Kinder waren deren Druckmittel

Frau K. wurde 1945 in einer Kleinstadt in Sachsen-Anhalt geboren. Nach Schule und Ausbildung zur Chemielaborantin zog sie weg und lernte bald ihren Mann kennen, den sie 1966 in Berlin heiratete. Das Paar hat zwei Kinder. Der Westen spielte durch die Grenznähe und die Familie des Mannes eine zunehmend größere Rolle. Der Eintritt der DDR in die UNO war die Grundlage für einen legalen Ausreiseantrag, den das Ehepaar dann auch stellte.

Daraus wurden vier Anträge. Jede Woche gab es eine Gesprächsvorladung in den Betrieb, wo Frau K. als Laborantin arbeitete. Die Familie sollte ihre Ausreise zurücknehmen. Parallel hatten sie an die UNO geschrieben, um ihren Wunsch zu unterstreichen. Darüber hinaus ließ der Ehemann von

Frau K. als Taxifahrer über Westberliner Fahrgäste Briefe an die UN-Kommission für Nebendiskriminierung mit Sitz in der Schweiz übermitteln. Sie wurden dort registriert mit der Hoffnung auf baldige Ausreise. Doch das bekam die Staatssicherheit mit. 1977 erfolgte die Inhaftierung.

Frau K. und ihr Mann wurden verurteilt zu jeweils zwei Jahren und drei Monaten Haft nach Paragraf 100 DDR-Strafgesetz »Staatsfeindliche Verbindungen«, Paragraf 106 »Staatsfeindliche Hetze«, Paragraf 214 »Beeinträchtigung der Tätigkeit der Staatsorgane« und Paragraf 116 »Staatsverleumdung«. Nach siebenmonatiger U-Haft in Berlin-Pankow kam Frau K. nach Hoheneck in den Strafvollzug. Dort musste sie Zwangsarbeit verrichten.

Es folgt ein Auszug eines internationalen Tribunals zum Thema Zwangsarbeit im Menschrechtszentrum Cottbus 2020. Die Darstellung der Zeugenaussage erfolgt in Form eines Interviews:

Jury: Wie sah ihr Arbeitsalltag aus?

Frau K.: Wir haben im Dreischichtsystem gearbeitet, Frühschicht gab es auch an einigen Samstagen. Viele Sonderschichten mussten gemacht werden. Wir haben im Untergeschoss gearbeitet, schlecht belüftet. Wir mussten mit einem Hubwagen die Gitterboxen mit den Maschinenteilen holen, alle Teile stempeln mit der Gefangenennummer. Dann ging es an die Drehbank. Ich habe damals 53 Kilo gewogen. Es war heiß, schlechte Luft, man hat sich die Kleidung aufgerissen. Späne flogen umher. Man hatte Brandstellen. Dann ging es mit Teilen zur Bohrmaschine zum Bohren von Zehnerlöchern und dann zum Gewindeschneiden. Das alles in Akkord-Arbeit. Eine andere Arbeit konnte man sich nicht aussuchen. Ich hatte im Gefängnis meinen ersten Bandscheibenvorfall, wurde dann ein halbes Jahr nach meiner Entlassung das erste Mal operiert, inzwischen sind es vier Bandscheibenoperationen.

Jury: Haben Sie bei dem Bandscheibenvorfall, der ja sicher schmerzhaft war, im Gefängnis Medikamente bekommen?

Frau K.: Im Krankenrevier war die erste Frage: »Bleiben Sie nach der Entlassung im Land oder reisen Sie aus?« Als ich antworte, dass ich ausreisen werde, hat man mir eine Spritze verabreicht, was sehr schmerzhaft war. Später habe ich in den Stasiakten gelesen, dass man mir Physiotherapie verordnet hätte und ich einen Schonarbeitsplatz bekommen hätte. Ich wüsste nicht, wo es in Hoheneck eine solche

Möglichkeit gegeben hat. Ich habe keine weiteren Schmerzmittel bekommen. Nur diese Spritzen im Krankenrevier, wo ich eine Woche lag. Nach der einen Woche musste ich wieder voll arbeiten.

Jury: Konnten Sie bei der Arbeit Pausen machen?

Frau K.: Wir haben eine Pause gehabt. Diese Pause haben wir meist am Wasserhahn in der Toilette verbracht, weil wir sehr durstig waren. Tee gab es nur in der Nachtschicht. Es wurde in der Pause auch geraucht mit Fenster auf.

Jury: Was ist mit Arbeitsschutzbestimmungen?

Frau K.: Die gab es nicht. Wir hatten keine Schutzbrillen, auch an den Bohrmaschinen nicht, wo heiße Späne flogen. Wir haben unsere normale Kleidung getragen. Wir hatten zum Waschen nur kaltes Wasser, einmal pro Woche durfte man warm duschen. Wir hatten ja von der Arbeit Dreck und Öl an den Händen und der Kleidung. Wenn man die Norm nicht geschafft hatte, wurde sogar Duschverbot ausgesprochen. Eine andere Schikane bei Nichterfüllung war, dass man den Unterhalt für die Kinder gekürzt hat. Meine Kinder waren bei meinen Schwiegereltern und von meinem Lohn wurde ein Teil als Unterhalt einbehalten. Nach der Entlassung habe ich erfahren, dass von mir kein Geld für die Kinder ankam, nur von meinem Mann aus Cottbus. Ich weiß nicht, wo das Geld geblieben ist.

Jury: Haben Sie Lohnabrechnungen bekommen?

Frau K.: Ich habe einmal zufällig eine Lohnabrechnung gesehen. Ich hätte normalerweise, also im zivilen Leben, circa 600 Mark verdient. Hier im Gefängnis bekamen wir 18–20 Mark.

Jury: Durften Ihre Kinder zu den »Sprechzeiten« mitkommen?

Frau K.: Nein. Meine Tochter war neun Jahre und mein Sohn elf Jahre alt, als wir inhaftiert wurden. Sie durften uns nicht besuchen. Ich habe meine Kinder zwei Jahre nicht gesehen. Das war eigentlich das Schlimmste, und die Kinder waren das größte Druckmittel. Das wird jede Mutter nachvollziehen können. Schläge waren nicht nötig als Bestrafung.

Jury: Die Arbeit war ja gefährlich. Haben Sie dafür eine Ausbildung erhalten?

Frau K.: Für diese Arbeit? Nein. Ich war Chemielaborantin. Ich hatte zuvor nie an Maschinen gearbeitet.

Jury: Also gab es auch keine Einweisung oder Anleitung?

Frau K.: Nein. An der Maschine neben mir arbeitete eine Gefangene, die als Kindesmörderin schon 16 Jahre im Gefängnis saß, und die hat mir vielleicht aus Mitleid geholfen und einige Teile aus meiner Gitterbox bearbeitet, damit ich besser bei der Normerfüllung war. Dabei durfte man sich natürlich nicht erwischen lassen.

Jury: Gab es Möglichkeiten, sich aktiv von der Arbeit zu erholen?

Frau K.: Nein. Besonders schlimm war, dass nach der Nachtschicht, wenn man müde ins Bett fiel, den ganzen Tag der Lautsprecher lief, entweder Musik oder Kommandos. Dann wurde Wäsche in die Zelle gebracht oder es gab Zählappell, wo alle antreten mussten. Man kam also nicht zur Ruhe. Nur nach der Nachtschicht durfte man sich auf das Bett legen, ansonsten tagsüber nicht. Man durfte sich nicht erwischen lassen, wenn man sich am Tag mal ausruhen wollte.

Jury: Haben Sie Folgeschäden aus der Haftzeit? Ich habe gelesen, dass ein Verwaltungsverfahren vom 28.01.2002 bis zum 10.07.2020 lief. Was können Sie dazu sagen?

Frau K.: Ich hatte einen Antrag gestellt und habe inzwischen eine Krebserkrankung hinter mir, einen Herzschrittmacher und eine Nierenerkrankung. Eine Anerkennung von 30 Prozent Schwerbehinderung habe ich erhalten, was meine Rente etwas aufbessert. Das Verwaltungsverfahren bezüglich der Folgeschäden wurde jedoch wieder abgelehnt.

Jury: Danke für Ihre Aussage.

Frau K. leidet bis heute unter den Folgen von politischer Haft und Verfolgung. Sie hat eine chronifizierte posttraumatische Belastungsstörung und traumabedingte Depressionen mit organischer Beteiligung. Nicht nur hier zeigt sich: Ehemalige politische Häftlinge der DDR haben ein erhöhtes Gesundheitsrisiko.

3.25 Herr K.: Nicht aufgegeben

Herr K. verbrachte 19 Monate in politischer Haft wegen »Staatsfeindlicher Hetze« von Anfang 1978 bis 1979. Das ursprüngliche Urteil lautete drei Jahre und drei Monate Gefängnis. Die Grundlage war ein »Bonzen-Angst-Kalender« mit gesellschaftskritischem Kern. Deshalb wurde er von der Staatssicherheit auch als OV »Kalender« geführt.

Es folgt die Beschreibung seines Werdeganges nach der Übersiedlung in die Bundesrepublik Deutschland:

Am 23. August 1979 standen wir auf dem Ku'damm. Es war herrliches Wetter. Mit Wintermantel und einer Kunststofftasche aus Dederon, in der die Reste meines Aufenthaltes in den Domestizierungsanstalten der DDR aufbewahrt waren. Der französische Geheimdienst DGSE wunderte sich nicht schlecht, dass ich in Torsac, Frankreich, geboren wurde, das Nest kannten sie gar nicht. Fast auf den Tag genau hatte ich 19 Monate in DDR-Gefängnissen in Hohenschönhausen, Brandenburg, Karl-Marx-Stadt und Rummelsburg wegen des Malens von Bildern verbracht. Der Westberliner Anwalt riet uns, nicht mit den Presseleuten zu reden. Meinen Haftgrund glaubte mir eh keiner.

Nach nur 48 Stunden hatten wir in Gießen die Laufzettel abgearbeitet und befanden uns im Flieger nach West-Berlin. Nun war es scheinbar wirklich vorbei. Im Abkauf in Karl-Marx-Stadt, so hieß es damals, musste man auf dem Dachboden der Ausweiserhaftanstalt sein letztes DDR-Geld-Guthaben abkaufen. Im Knast hatte ich das Rauchen gelernt, weshalb ich mein Restbudget in Zigaretten eintauschte.

Am Bahnhof Zoo gerieten T. und ich in eine K-Gruppen-Demonstration. Ehe wir uns auf den Weg nach Marienfelde zum Aufnahmelager machten, unterschrieben wir noch irgendetwas auf dem Ku'damm und waren uns sicher, dass diese Leute keine Ahnung hatten, was in der DDR so los ist. Froh, dem beunruhigenden Gedrängel entkommen zu sein, kamen wir gegen Abend an, bekamen unsere Betten zugewiesen und aßen Abendbrot in der Kantine.

Da ich keineswegs weg wollte aus dem Osten, wie andere, hatte ich mir auch keine großen Illusionen gemacht. Schließlich war es die Ausbeutung, die auch im Westen herrschte, die mich in diese Lage gebracht hatte. Nur die Herren waren andere, und der erlaubte Konsum verdrängte die fehlende Freiheit ein wenig.

Mit 16 Jahren bekam ich *1984* von Georg Orwell in die Hände, und mit 30 Jahren durch einen weiteren Zufall Bertrand Russells *Lob des Müßiggangs*. Obwohl Rosa Luxemburg in der DDR zeitweise auf dem Index stand, wusste ich, dass sie davon ausging, dass der Kapitalismus uns allen jede Lebensgrundlage auf der Erde entzieht. Freiheit ist immer die Freiheit der anderen. Alles, was dem dient, diente eben auch meiner Kunst.

Zunächst aber wollte ich ein Studium nachholen. In der DDR waren meine Bemühungen dahingehend fehlgeschlagen. Am besten sollte es ein künstlerisches Fach sein. Das ging zunächst aber auch schief. Wir bewarben uns noch aus dem Aufnahmelager heraus an der Hochschule der Künste, die jedoch ablehnte.

T. und ich suchten nach weiteren Annäherungspunkten. So trennten sich unsere Wege, nachdem seine und meine Familie nachreisen durften und ich eine Wohnung und einen Arbeitsvertrag als Werkzeugmacher bekommen konnte. Später wechselte ich weiterhin als Werkzeugmacher in die Versuchsabteilung eines großen Unternehmens.

Es sollten knappe elf Jahre Bundesrepublik werden, in denen ich auch studierte, meine Kinder immer größer wurden und meine Kunst von mir »Hyperismus« getauft wurde. Es war zwar nicht Kunst, was ich studierte, sondern Maschinenbau, aber immerhin mit dem Anhängsel Konstruktion. Am Ende dieser elf Jahre stand die Auflösung der DDR und ein kleines Buch, was ich *Bauzaun* nannte. Einige kleine Ausstellungen und Künstlerfreundschaften machten meinen Hyperismus nicht bekannter und schließlich legte ich mich weiterhin mit den Herrschaften von Kunst und Verwaltung, Justiz und Politik an. Als Diplom-Ingenieur beispielsweise mit meinem Abteilungsleiter der Konstruktionsabteilung eines neu eröffneten Unternehmens, dass das erste Auto mit Plastik-Karosserie bauen wollte. Kurz bevor der Laden Pleite ging, wurde ich entlassen.

Ich trauerte der DDR nicht nach und hatte schon ganz vergessen, wie sie mit Spritzen und Pillen versuchten, meinen Willen zu brechen. Ob ich damals schon einen solchen Hass auf diejenigen hatte, die mich im Knast fast verrecken ließen, die Mielkes und Böttgers, weil ich gern Bilder malte und Gitarre spielte, weiß ich nicht mehr. Vielleicht war es die exzessive Abneigung eines Devotismus, der von jedem Lohnabhängigen gefordert wurde? Bald aber oder auch schon parallel begannen sich kritische Prozesse mit der Justiz, der Verwaltung und der Kulturaristokratie anzuzeigen.

Da ich mich als freier Künstler bezeichnete, der seine Kunst nicht unbedingt verkaufen wollte, stieß ich mit meinen Ideen zum Beispiel beim Bundesverband Bildender Künstlerinnen und Künstler (BBK) auf reinen Granit. Eine Podiumsauseinandersetzung an der Akademie der Künste in der Wendezeit sei an dieser Stelle beispielsweise genannt, als ich den Machern wegen ihres Rückzuges von der Freien Berliner Kunstausstellung (FBK) vorwarf, dass ihr Kunstbegriff rein kommerziell und sponsorenhörig sei. Sie drehten mir das Mikrofon ab und schlossen mich seither aus allen nur möglichen Veranstaltungen aus.

Um die gleiche Zeit etwa lehnte die Justiz die sogenannte Kassation in der Frage meiner politischen Rehabilitierung ab. Ich musste bis zum Verfassungsgericht gehen, bis ich überhaupt vor dem damaligen Berliner Landgericht mittelbares Recht erhielt. Immerhin, muss ich im Nachhinein sagen, habe ich dafür keine Haftstrafen bekommen oder erhebliche Geldbußen sowie sichtbare Sanktionen. Die Herrschaften, die ja auch schon Damen waren damals, hielten sich eben für die einzigen Vertreter eines demokratischen Standards, in dem sehr wohl Sklaverei und Ungerechtigkeit dazugehörten. Der Kapitalismus fühlte sich wie Nebel an, in den man hineinfuhr, ohne ihn zu fassen zu bekommen oder sich irgendwo festhalten zu können. Man tat so, als ob alles okay wäre, alles nach Recht und Ordnung funktionierte, obwohl man jederzeit an einem Hindernis zerschellen konnte.

Genau in dieser Zeit, um 1989 herum, war das auch, als es wie ein Aufwachen war, indem mir bewusst wurde, wie schlecht es mir eigentlich ging. Ich hatte eine Reihe von Knochenbrüchen, einen viel zu hohen Blutdruck und eine Art Phobie vor Narkosen. Die Kinder wurden flügge und dissoziative Störungen machten sich bemerkbar, nicht nur, weil sich das Verhältnis zu meiner Frau veränderte und eine Arbeitslosigkeit dazu kam. Unsere Konversionen riefen eine Art depressive Desinteressiertheit, Stummheit und Anteilnahmslosigkeit hervor. Vorheriger Arbeitsstress und Leistungsansprüche, Überstunden, kurze Urlaube und Studium hatten zuvor zu einem Verdrängungsprozess geführt, und das führte nun zu weiteren Komplikationen.

Politisch habe ich mich früh, also Anfang der 80er, bei der Alternativen Liste orientiert. Da ich aber ähnliche Reaktionen wie in der Kulturszene bemerkte, mehr bürokratische und totalitäre Ausgrenzung und Totschweigen als demokratische Mitbestimmung und Teilhabe, gründeten ich und damalige Freunde sowohl einen eigenen Kunstverein, den Rechtsdruck e.V., und die Kulturzeitung *Kultu-Popular* als auch später Die Kulturpartei der Erde mit einer Satzung, die den Mond einbezog.

Ich glaubte, wie viele andere, es würde sich schon verbessern durch den Atomausstieg und die 35-Stunden-Arbeitswoche, die die SPD und die Gewerkschaften Anfang der 80er proklamierten. Doch durch dezentrale Kulturförderung und das ewige Gelaber von Würde und Mitbestimmung, Teilhabe und Globalisierung hat sich meiner Ansicht nach auch in der Bundesrepublik zu diesem Zeitpunkt nicht viel getan.

Einhergehend damit dementierte meine damalige Hausverwaltung, die Gesobau, unsere Vereinbarung, dass ich leerstehende Dachböden als Atelier und Lager nutzen könne. Nachdem schon die Stasi 1978 mein damaliges Atelier und die Wohnung, die eher als Stall zu bezeichnen war, in der DDR geräumt und vernichtet bzw. »verwahrt« hatte, war es das zweite Mal, dass meine Arbeit eine solche materielle Vernichtung erfuhr. Denn trotz meiner Eingaben und rechtlich angestrebten Verfahren räumte man den Dachboden und kündigte mir die Wohnung. Ich bekam nur einen minimalen Teil zurück bzw. wurde für den Verlust minimal entschädigt. Wenigstens kein Knast, dachte ich, an die Missachtungen auch in der Bundesrepublik hatte ich mich schon gewöhnt.

Ich kann nicht genau sagen, ob das auch ein weiterer Auslöser für den Schlaganfall war, den ich dann viel später, 2007, bekam. Inzwischen war ich in so etwas wie einer kleinen Kunstszene mit Veranstaltungen in ganz Deutschland integriert: Kunst im Widerspruch, Kunst mit politischem Anspruch frei und unverkäuflich. In einer kleinen Band war ich Sänger und Gitarrist, Texter und Organisator. Ich gebe ehrlich zu, dass dieses Leben, gewidmet der freien Kunst und Kulturverbreitung, wiederum sehr stressig, entbehrungsreich und anstrengend war. Zumal es von den Machern selbst finanziert werden musste, neben dem täglichen Existenzkampf, für ein auskömmliches Leben zu sorgen. Verdrängungsprozesse, Konversionen, sogenannte Folgestörungen, Schwindel, Unsicherheit, Gedächtnisausfälle – nach meinem Schlaganfall und im Zuge der späteren Orientierung auf eine Archivbearbeitung passierte es noch ein drittes Mal, dass eine Administration einen Teil meines Werkes vernichtete. Aber das erzähle ich gern ein andermal.

In der Zeit der »Wende«, noch vor der Maueröffnung, schloss ich mich einer Westberliner Gruppe des Neuen Forums an, wobei man sich seiner Sache nie ganz sicher sein konnte, ob das durch Stasi oder Bundesnachrichtendienst oder irgendeinen anderern Spitzel unterwandert war. Nachdem ich dann Zugang zu meinen persönlichen Unterlagen bei der BStU beantragen konnte, war auch schon klar, dass meine damalige Frau zeitweise kollaboriert haben musste mit der Stasi. Die Wohnung wurde gekündigt, die Kinder gingen ihren Weg, und ich zog nach Ostberlin, um mit dem Neuen Forum näher an der »Revolution« zu sein.

Das Letzte, was mich noch bekümmern lässt, ist die unbestimmte Angst, dass ich unbeachtet bleibe, weil immer wieder achtlos verlacht und vernichtend mein Leben das Prädikat nutzlos erhält. Solidarisch bin ich mit denjenigen Millionen, denen es ebenso gehen wird und schon gegangen sein mag. Denn ich will nicht unbescheiden sein.

Bis heute hat Herr K. nicht aufgegeben, an das Gute zu glauben. Er sucht neue Verbündete, verfügt über ein kleines soziales Netz und kämpft immer noch um eine angemessene Bleibe.

4 Ausblick

Die Vision einer menschlichen Gesellschaft versuche ich täglich aufrechtzuerhalten. Einen idealen Staat oder eine ideale Gesellschaft gibt es nicht. Gesunde Kompromisse sind in der Familie wie in der Gemeinschaft gefragt. Die soziale Marktwirtschaft erweist sich als nicht ausreichend tragfähig. Eine gesunde Synthese aus Sozialismus und Kapitalismus könnte es aber sein. Aus dem kalten Krieg könnte so ein warmer Frieden werden. Mit diesem Anspruch bin ich als junger Liedermacher und Arzt Anfang der 1980er Jahre angetreten. Nach der Familiengründung waren es immer wieder verschiedene Friedensgruppen, insbesondere kirchliche, denen ich mich anschloss. Wir wollten etwas verändern. Das verbindet mich teilweise mit meinen Patientinnen und Patienten noch heute. Mit einigen von ihnen habe ich die friedliche Revolution 1989 auf den Straßen von Dresden, Leipzig und Berlin erlebt. Das erzeugt Nähe. Es ist eine starke innere Kraft, nahezu eine Ressource, erlebt zu haben, dass man selbst etwas verändern kann.

Manchmal denke ich allerdings auch, es hat sowieso alles keinen Zweck. Doch dann erinnere ich mich an diese Zeit und bekomme wieder Auftrieb. Für meine Patientinnen und Patienten ist das ähnlich. In der therapeutischen Beziehung wird Hoffnung entfaltet. Auch in einer Therapie entscheidet Qualität. Konnte mich der Patient oder die Patientin als gutes Objekt verinnerlichen? Wenn dem so ist, kann die Patientin oder der Patient in der Folgezeit am Leben heilen. Für die Psychoanalyse gilt ebenfalls der grundsätzliche Satz: Der Arzt oder die Ärztin behandelt, die Natur heilt.

Bei allen bedeutsamen Unterschieden zwischen der Diktatur der Nationalsozialisten und der SED-Diktatur ist die DDR-Kunst hervorzuheben, die bis heute eine wichtige Rolle spielt. Für mich waren es unter anderem die Lieder von Wolf Biermann, die Texte von Jürgen Fuchs und die jazzigen Chansons von Manfred Krug. 1990 sagte Wolf Biermann zu mir, als sich die Widersacher der DDR die Grundlagen für ein angemessenes Stasiunterlagengesetz erkämpften: »Ich habe gehungert, und du siehst so aus.« Jürgen Fuchs ermahnte mich wiederholt und 1994 auch in meiner Praxis, dass ich mich um die gesundheitlichen Konsequenzen von politischer Verfolgung in der DDR kümmern sollte, als Betroffener, als Arzt, als Liedermacher. Offenbar ist das mein Auftrag.

Als Arzt und Psychoanalytiker höre ich neutral zu und gebe keine Bewertung ab. Neutralität und Abstinenz sind tragende professionelle Säulen. Auf diese Weise vertrete ich die Mitte, bin sozusagen die Zwischenton-Bezugsperson. Ich habe gelernt, mir mehr Wertschätzung zu geben. Meinen Patientinnen und Patienten kann ich weitervermitteln, die Stellung zu halten, ich gebe ihnen Hoffnung, spende ihnen Trost und spreche ihnen Ermutigung zu.

Nun sind über 31 Jahre, eine ganze Generation, vergangen. Wer interessiert sich heute überhaupt noch dafür? Ja, es werden immer weniger, aber die Betroffenen, die heraustreten, werden mehr. So bleibt diese Frage eine gesamtgesellschaftliche Herausforderung.

Dieses Buch ist eine Langzeitbetrachtung. Seine Protagonisten und Protagonistinnen haben sich alle entwickelt und versuchen – jede und jeder nach den eigenen Kräften und auf je eigene Weise –, sich in den gesellschaftlichen Prozess einzumischen im Sinne einer Mitgestaltung: »Einmal Opposition, immer Opposition«, sagte sinngemäß einmal Jürgen Fuchs. Damit hat er nicht unrecht. Als Arzt stehe ich auch unter Vorbildeinfluss eines Georg Büchner und eines Albert Schweitzer. Wenn ich meine innere Mitte gefunden habe, bin ich eher bereit, mich auch nach außen, also politisch, in einem demokratischen Rahmen mehr in der Mitte einzuordnen. Das ist ein ewiger Prozess.

Jede Liebesbeziehung braucht ein Mindestmaß an liebevollen Interaktionen. Das definiert jedes Paar selbst für sich. Es ist wichtig, wie Erich Fromm in der Kunst des Liebens hervorhebt, dass Selbstliebe und eigene Wertschätzung wichtig sind, um andere zu lieben. Bei psychischen Traumatisierungen heilt die Zeit eben nicht alle Wunden. Eine tragfähige Liebesziehung kann eine entscheidende Linderung darstellen. Das erfordert gegenseitige Empathie und nicht: Zieh dich warm an, mir ist kalt. Diese selbstbezogene Einstellung führt vom anderen weg.

Globalisierung, Digitalisierung, Klimawandel und Einsamkeit sind die großen Themen unserer Zeit. Die Psychoanalyse könnte neben anderen Wissenschaften als Welterklärungsmodell fungieren (Krauss, 2009). Denn die Menschen sind in der Natur raumgreifend und dominant. Der Mensch steht im Vordergrund, weit dahinter folgt das Tier, kaum noch zu sehen ist die Pflanze. Das muss sich ändern, schnell, besser heute als morgen. Hier könnte Albert Schweitzers »Ehrfurcht vor dem Leben« eine notwendige Aktualisierung erfahren. Wir alle sind dazu aufgerufen mitzumachen.

Es waren oft Ungleichgewichte und Konkurrenzkämpfe, die zu Kriegen oder anderen Krisen führten. Aktuell ist es die Konkurrenz zwischen China und den USA. Ist die Coronakrise möglicherweise eine Abwehr von Perspektivlosigkeit im Umgang mit der existierenden Naturkatastrophe? Das sind gruppenanalytische Betrachtungen. Gesellschaftlich könnte ein dritter Weg zwischen Kapitalismus und Sozialismus eine Perspektive sein.

Die Gruppe der damaligen Systemkritiker findet heutzutage neue Aufgaben in der kritischen Mitgestaltung der Gesellschaft. Aber nicht für alle ist das der Weg. Andere finden andere Möglichkeiten der aktiven Lebensgestaltung, wiederum andere ziehen sich zurück. Denn eines verbindet diese Gruppe: Sie treten der Haltung entgegen, man könne sowieso nichts ändern. Jeder und jede hat mit seinem bzw. ihrem Schicksal dazu beigetragen, dass man etwas ändern kann. Das hört im Leben aber nicht auf, sondern wird in jedem neuen Lebensabschnitt erneut aufgerufen. So könnten die seelischen Narben in Verbindung mit Freiheit und Verantwortung dazu beitragen, dass diese Menschen in sozialen Netzen weiterwirken und ihre Meinung in der gesellschaftlichen Öffentlichkeit weiter einbringen.

Ihre vielen kleinen Geschichten, über die in diesem Buch zu lesen ist, sind wie Rettungsringe. Versöhnung mit sich und anderen ist oft erst über einen längeren Trauerprozess möglich. Wer sich zu viel vornimmt, kann verbrennen, wenn er die Sonne umarmt, wie neulich ein Patient mit politischer Haft zu mir sagte. Doch wer zu wenig tut, kommt in der Regel nicht voran. Auch das Internet kann hierbei hilfreich sein, kann aber auch zum Opium des 21. Jahrhunderts werden, wie ein anderer Patient einmal anmerkte.

Das Ziel bei alledem ist die Gesundheit. Und Gesundheit ist Freiheit. Die Haft war schlimm. Dazu kam, dass alles nebenher kaputt gemacht wurde: Beziehungen gingen auseinander, die soziale Eingliederung misslang, die berufliche Entwicklung wurde unterbrochen. Dabei ist es unbedingt zu verhindern, dass Gesundes beschädigt wird. Diese Gefahr besteht unter anderem auch bei Über- und Unterregulation in Krisensituationen. Viele meiner Patientinnen und Patienten mit DDR-Verfolgung fühlen sich zurzeit, während der Coronakrise, in die DDR zurückversetzt.

Manfred Spitzer (2021) spricht offen über die Zukunft der »Generation Corona«. In seinem Beitrag »Öffnet die Schulen!« betont er: »Wie beschrieben gibt es für Kinder nichts Besseres als den Präsenzunterricht« (ebd., S. 305). Die kritische Auseinandersetzung mit den Folgen des Lockdowns für Kinder und Jugendliche gehört deutlich in die Öffentlichkeit, weil gerade hier Gesundes beschädigt wurde und eine immense Nacharbeit erforderlich sein wird.

Es ist bedeutsam, weiterhin wachsam zu sein, wie mein Kollege Reinhard Mey in seinem Lied *Sei wachsam* singt, und sich als Teil der Natur zu verstehen. Natürliche Immunisierung und ein gesunder Menschenverstand gehen voran und schaffen die nötige Unabhängigkeit: Hier bin ich Mensch, hier darf ich sein. Wir sind Teil der Natur. Ohne Vernetzung mit ihr entfernen wir uns selbst. Zerstörende und heilende Kräfte gab es immer. Die Zwangspause in der Coronakrise könnte uns wachrütteln. Die Anerkennung der Realität als eine Naturkatastrophe und die Auseinandersetzung mit den Todesängsten und Unverletzbarkeitsfantasien sind allerdings Voraussetzung.

Einige meiner Patientinnen und Patienten können das akzeptieren, andere wiederum weniger oder nicht. Das Gefühl, sich durch die Maßnahmen wieder in der ehemaligen DDR zu befinden, ist aber ernst zu nehmen. Zumal sich einige schon vorher enttäuscht fühlten darüber, dass sie nicht gesehen werden und in Vergessenheit geraten. Dieses Buch will hierzu einen wichtigen Beitrag leisten, damit die Stimmen seiner Protagonisten und Protagonistinnen mehr in die Öffentlichkeit gelangen. Damals traten sie für Veränderung ein und sie treten für Veränderung auch heute ein. Der Wunsch nach einer menschlicheren Gesellschaft mit einem demokratischen Grundgerüst und sozialem Antlitz hat Vehemenz.

Wie subversiv darf die Psychoanalyse dabei sein? Christoph Seidler (2015) hebt wiederholt die Bedeutung der Verbindung von Psychoanalyse und gesellschaftlichen Verhältnissen, politischen Rahmenbedingungen hervor. Die Entwertung gegenüber Andersdenkenden zieht sich durch die Menschheitsgeschichte. Jede Generation hat von allem alles, doch Besonderheiten und Veränderungen kommen hinzu. Seelische Narben entstehen aus familiärer und gesellschaftlicher Gewalt und Vernachlässigung. Delaram Habibi-Kohlen (2021) beschreibt aus psychoanalytischer Sicht die Klimakrise als Gesellschaftskrise und die Coronakrise als Teil der Klimakrise. Ihre Schlussfolgerungen erinnern mich an die kollektive Kraft von 1989 in der friedlichen Revolution (vgl. Junghans, 2021: *Die unheimliche*

Leichtigkeit der Revolution). Präsenz hat Priorität. Die Protagonistinnen und Protagonisten haben damals nicht weggeguckt, sondern sind aktiv geworden. Das wäre auch heute wieder nötig. Insofern könnten sie erneut eine wichtige Rolle spielen.

Danksagung

Bedanken möchte ich mich bei meinen Klientinnen und Klienten, Protagonistinnen und Protagonisten, die seit 2004 mit wachsender Zahl dabei sind. Ihre schmerzvollen Lebensgeschichten bilden den Kern des Buches. Frau Katrin Büchel gebührt besonderer Dank für ihr Bild auf dem Buchcover. Bedanken möchte ich mich ebenfalls bei meiner Familie, meiner Frau, meinen Kindern, Kollegen und Freunden für ihre Anregungen und Geduld. Nicht zuletzt gilt mein Dank dem Psychosozial-Verlag für sein Interesse und editorisches Entgegenkommen.

Literatur

Ahnsehl, Christian (2020). *Der Ofensetzer*. Weimar, Rostock: Grünberg.

Allen, Jon G., Fonagy, Peter & Bateman, Anthony W. (2011). *Mentalisieren in der psychotherapeutischen Praxis*. Stuttgart: Klett-Cotta.

Antonovsky, Aaron & Franke, Alexa (1997). *Salutogenese, zur Entmystifizierung der Gesundheit*. Tübingen: dgvt-Verlag.

Arendt, Hannah (1991). Persönliche Verantwortung in der Diktatur (Vortrag 1964/65). In Eike Geisel & Klaus Bittermann (Hrsg.), *Israel, Palästina und der Antisemitismus. Aufsätze* (S. 7–38). Berlin: Wagenbach.

Arendt, Hannah (2019). *Was heißt persönliche Verantwortung in einer Diktatur?* Herausgegeben und mit einem Essay von Marie Luise Knott. München: Piper.

Baer, Udo (2020). *DDR-Erbe in der Seele. Erfahrungen, die bis heute nachwirken*. Weinheim, Basel: Beltz.

Bause, Gerhard (2018). *Ohne Ruhe rollt das Meer*. Bendeleben: ARTE Fakt Verlagsanstalt.

Benn, Gottfried (1973). *Ausgewählte Gedichte*. Zürich: Diogenes.

Berlin, Isaiah (2006). Freiheit. Vier Versuche. (Originaltitel: *Four Essays on Liberty*). Übersetzt von Reinhard Kaiser. Frankfurt/M.: Fischer.

Bojack, Barbara (2021). Wie Traumatisierungen das Risiko für Demenz erhöhen. *Geriatrie-Report, 16*(1), 22–25.

Bomberg, Karl-Heinz (2018). *Heilende Wunden. Wege der Aufarbeitung politischer Traumatisierung in der DDR*. Gießen: Psychosozial-Verlag.

Bomberg, Karl-Heinz (2021a). Infekt und Affekt. Vortrag Berlin APB.

Bomberg, Karl-Heinz (2021b). Vom Zuhören zum Deuten. Vortrag Berlin APB.

Buddeberg, Eva (2011). *Verantwortung im Diskurs. Grundlinien einer rekonstruktiv-hermeneutischen Konzeption moralischer Verantwortung im Anschluss an Hans Jonas, Karl-Otto Apel und Emmanuel Lévinas*. Berlin: de Gruyter.

Egle, Ulrich, Heim, Christine, Strauß, Bernhard & von Känel, Roland (Hrsg.). (2020). *Psychosomatik*. Stuttgart: Kohlhammer.

Fava, Giovanni Andrea & Guidi, Jenny (2020). Das Streben nach Euthymie. *Ärztliche Psychotherapie, 15*(3), 149–165.

Flemming, Hans-Curt (1983). *Ein Zettel an der Tür*. Berlin: Simon & Leutner.

Freyberger, Harald Jürgen (2017). Gesundheitliche Schäden von DDR-Doping-Opfern. *Deutsches Ärzteblatt* vom 24. Oktober 2017.

Freyberger, Harald Jürgen, Frommer, Jörg, Maercker, Andreas & Steil, Regina (2003). Gesundheitliche Folgen politischer Haft in der DDR. Expertengutachten. Herausgegeben von der Konferenz der Landesbeauftragten für die Unterlagen des Staatssicherheitsdienstes der ehemaligen DDR.

Fromm, Erich (1995). *Die Furcht vor der Freiheit* (Originaltitel: *Escape from Freedom*). Übersetzt von Liselotte Mickel & Ernst Mickel. Münschen: dtv.

Fugmann, Tom (2021). Zwangsarbeit in DDR-Gefängnissen. *Frontal21*, Sendung vom 23. Februar 2021. https://www.zdf.de/politik/frontal-21/zwangsarbeit-in-ddr-gefaegnissen-100.html (11.03.2021).

Gloster, Andrew T. et al. (2020). Impact of COVID-19 pandemic on mental health: An international study. *PLoS ONE, 15*(12), e0244809.

Goethe, Johann Wolfgang von (1976 [1832]). *Faust. Der Tragödie zweiter Teil*. Leipzig: Reclam.

Goethe, Johann Wolfgang von (1988). *Gedichte*. Leipzig: Reclam.

Haase, Jürgen (Hrsg.). (2019). *Die Anhörung. Wolfgang Schnurs Doppelleben als Stasi-Spitzel und Anwalt politisch Verfolgter (mit DVD)*. Gießen: Psychosozial-Verlag.

Haase, Jürgen & Henkel, Angela (2018). RBB-Dokumentarfilm *Splitter im Kopf. Hafterfahrungen in der DDR*.

Haase, Jürgen & Henkel, Angela (2020). RBB-Dokumentarfilm *Eltern, Kinder, Stasihaft. Transgenerationale Weitergabe politischer Traumatisierung in der DDR*.

Habibi-Kohlen, Delaram (2021). Die Klimakrise und ihr Herkommen: Dürfen/Müssen/Können wir unseren Lebensstil verändern? Vortrag Berlin APB am 30.04.2021.

Haffmans, Gerd (1973). Nachwort. In Gottfried Benn, *Ausgewählte Gedichte*. Zürich: Diogenes.

Hamm, Heinz (1980). *Der Theoretiker Goethe*. Berlin: Aufbau-Verlag.

Hauptmann, K. (1987). *Zu methodischen und inhaltlichen Problemen der strafrechtlichen Einschätzung von politisch-operativen Arbeitsergebnissen durch die Abteilung IX der BVfS Berlin, speziell im Zusammenhang mit der Durchführung des strafprozessualen Prüfungsstadiums*. Diplomarbeit der Juristischen Hochschule des MfS (JHS 20986).

Heimerl, Bernd (2020). Das Coronavirus. *Forum der Psychoanalyse, 36*(3), 319–331.

Hirschhausen, Eckart von & Esch, Tobias (2018). *Die bessere Hälfte*. Hamburg: Rowohlt.

Jeschke, Udo (2010). *2,5 Leben – Menschengeschenke*. Berlin: Frieling.

Junghans, Steffen (2021). *Die unheimliche Leichtigkeit der Revolution* [Fernsehfilm MDR/ARD, 28.04.2021].

Kabus, Sylvia (2019). *Verschwunden*. Beucha-Markkleeberg: Sax.

Klier, Freya (Hrsg.). (2020). *Wir sind das Volk! Oder?* Freiburg: Herder.

Klüwer, Rolf (2006). Die vollständige psychoanalytische Methode und ihre Anwendungen. Zur vernachlässigten Dimension des Fokalen. *Psyche – Z. Psychoanal., 60*, 1105–1125.

Körner, Jürgen (2020). Über Verschwörungstheorien und ihre Anhänger. *Forum Psychoanalyse, 36*(4), 383–401.

Krauss, Clemens (2009). *Aufwachen*. Berlin: Nicolai.

Krawczyk, Stephan (2020a). *Über Wunden. Lieder nach Texten von Gerhard Bause* [CD]. Berlin: Projekt des Bürgerkomitees Leipzig.

Krawczyk, Stephan (2020b). *Augenhöhe*. Berlin: Joanmartin.

Kumbier, Ekkehardt (Hrsg.). (2020). *Psychiatrie in der DDR II*. Berlin: be.bra.

Kunz, Erika Josephine (2015). Die Inhärenzmethode. In Stefan Trobisch-Lütge & Karl-Heinz Bomberg (Hrsg.), *Verborgene Wunden. Spätfolgen politischer Traumatisierung*

in der DDR und ihre transgenerationale Weitergabe (S. 89–95). Gießen: Psychosozial-Verlag.
Kunz, Erika Josephine (2021). *Alles auf einmal. Gedichte, Sprüche und Gedanken*. Tuttlingen: HCD.
Kunze, Reiner (2020a). Die Mauer. In Freya Klier (Hrsg.), *Wir sind ein Volk! Oder?* (S. 63). Freiburg: Herder.
Kunze, Reiner (2020b). *Vor unserer Schwelle*. Hauzenberg: Edition Toni Pongratz.
Lieb, Klaus (2021). Resilienz. Selbstschutz in der Pandemie. *Deutsches Ärzteblatt*, 665–668.
Ludwig, Otto (1980). *Der Rennsteig*. Rudolstadt: Greifenverlag.
Maercker, Andreas (2019) *Traumafolgestörungen*. Heidelberg: Springer.
Mertens, Wolfgang (2014). *Psychoanalyse im 21. Jahrhundert*. Stuttgart: Kohlhammer.
Morawe, Petra (2000/2001). Realitätsdiffusionen infolge psychischer Folter. Untersuchungshaft durch die Staatssicherheit der DDR. *Zeitschrift für Politische Psychologie, 8*(4) & *9*(1), 381–396.
Mulfinger, Nadine (2020). Psychische Belastungen durch Epidemien bei Beschäftigten im Gesundheitswesen und Implikationen für die Bewältigung der Corona-Krise: eine Literaturübersicht. *Zeitschrift für Psychosomatische Medizin und Psychotherapie, 66*(3), 220–242.
Neubert, Ehrhart (2010). Schilling, Walter. In Helmut Müller-Enbergs, Jan Wielgohs, Dieter Hoffmann, Andreas Herbst & Ingrid Kirschey-Feix (Hrsg.), *Wer war wer in der DDR? Bd. 2*. 5. Aufl. Berlin: Ch. Links.
Nuber, Ursula (2020). *Der Bindungseffekt*. München: Piper.
Reddemann, Luise (2021). *Die Welt als unsicherer Ort*. Stuttgart: Klett-Cotta.
Richter, Annekathrin (2019). *Schleppender Gang*. Hanau: Haag + Herchen.
Rudolf, Gerd (2005). *Strukturbezogene Psychotherapie*. Stuttgart: Schattauer.
Ruppert, Franz (2012). *Trauma Angst Liebe*. München: Kösel.
Schleske, Martin (2016). *Der Klang: Vom unerhörten Sinn des Lebens*. München: Kösel.
Schmidt, Hagen (1997). *Spion unter Spitzeln*. Hildesheim: Claassen.
Schönemann, Ernst-O. (2011). *Der Wurzeln beraubt*. Berlin: Osteuropa Zentrum.
Seidler, Christoph (2015). *Psychoanalyse & Gesellschaft*. Berlin: Edition Bodoni.
Sloterdijk, Peter (2020). *Den Himmel zum Sprechen bringen: Elemente der Theopoesie*. Berlin: Suhrkamp.
Spitzer, Carsten, Boll-Klatt, Annegret & Euler, Sebastian (Hrsg.). (2020). *Psychodynamische Psychotherapie, 19*(1): Stand und Zukunft der psychodynamischen Psychotherapie.
Spitzer, Manfred (2020). Corona-Kollateralschäden: Informationen, Demonstrationen und Operationen. *Nervenheilkunde, 39*(7/8), 444–451.
Spitzer, Manfred (2021). Öffnet die Schulen! Editorial. In *Nervenheilkunde, 40*(5), 296–311.
Spreti, Flora von, Martius, Philipp & Steger, Florian (2018). *Kunsttherapie*. Stuttgart: Schattauer.
Steger, Florian & Schochow, Maximilian (2014). *Disziplinierung durch Medizin*. Halle: Mitteldeutscher Verlag.
Steger, Florian & Schochow, Maximilian (2016). *Traumatisierung durch politisierte Medizin*. Berlin: MWV.
Steger, Florian, Wiethoff, Carolin & Schochow, Maximilian (2016). *Vertuschter Skandal.*

Die kontaminierte Anti-D-Prophylaxe in der DDR 1978/79 und ihre Folgen. Halle: Mitteldeutscher Verlag.

Steger, Florian & Jeskow, Jan (2018). *Das Antidepressivum Levoprotilin in Jena*. Leipzig: Leipziger Universitätsverlag.

Steger, Florian & Wiethoff, Carolin (2018). *Betriebsgesundheitswesen und Arbeitsmedizin im Bezirk Magdeburg*. Halle: Mitteldeutscher Verlag.

Strauß, Bernhard & Meyer, Adolf Ernst (1994). *Psychoanalytische Psychosomatik*. Stuttgart: Schattauer.

Strüver, Verena (2013). Zwangsadoption im Erziehungssystem der DDR. Masterarbeit, Freie Universität Berlin. Forschungsverbund SED-Staat.

Taylor, Stephen (2020). *Die Pandemie als psychologische Herausforderung. Ansätze für ein psychosoziales Krisenmanagement*. Gießen: Psychosozial-Verlag.

Thau, Roland (2019). *Paragraph 213*. Leipzig: Eigenverlag Bautzen.

Trobisch-Lütge, Stefan & Bomberg, Karl-Heinz (Hrsg.). (2015). *Verborgene Wunden. Spätfolgen politischer Traumatisierung in der DDR und ihre transgenerationale Weitergabe*. Gießen: Psychosozial-Verlag.

Ulbricht, Walter (1958). 10 Gebote für den neuen sozialistischen Menschen. Rede auf dem 5. Parteitag der SED am 10. Juli 1958 in Berlin.

Union der Opferverbände kommunistischer Gewaltherrschaft in Deutschland e.V. [UOKG] (Hrsg.). (2020). *Zwangsarbeit in politischer DDR-Haft. Internationales Tribunal. 11.–13. September 2020 im Menschenrechtszentrum Cottbus* (S. 158–162, Zeugin B. K.). Berlin: UOKG.

Walter, Henrik & Tüscher, Oliver (2021). Die Resilienz in den Zeiten von Corona. *Nervenheilkunde, 40*(4), 217–284.

Werner, Anja, König, Christian, Jeskow, Jan & Steger, Florian (2016). *Arzneimittelstudien westlicher Pharmaunternehmen in der DDR, 1983–1990*. Leipzig: Leipziger Universitätsverlag.

Wieland, Wolfgang (1999). *Verantwortung – Prinzip der Ethik?* Heidelberg: Winter.

Wollscheid, Klaus & Gill, Shirin (2020). *Mysteriöse Kriminalfälle in der DDR. Kein Entkommen* [ZDF-Reportage].

Zeh, Juli (2021). *Über Menschen*. München: Luchterhand.

Zwiebel, Ralf (2007). *Von der Angst, Psychoanalytiker zu sein*. Stuttgart: Klett-Cotta.

Zwiebel, Ralf (2013). *Was macht einen guten Psychoanalytiker aus?* Stuttgart: Klett-Cotta.

Zwiebel, Ralf (2019). *Die innere Couch*. Gießen: Psychosozial-Verlag.

Monika Dreiner

Trauma verstehen und bewältigen

Hilfe für Betroffene und Angehörige

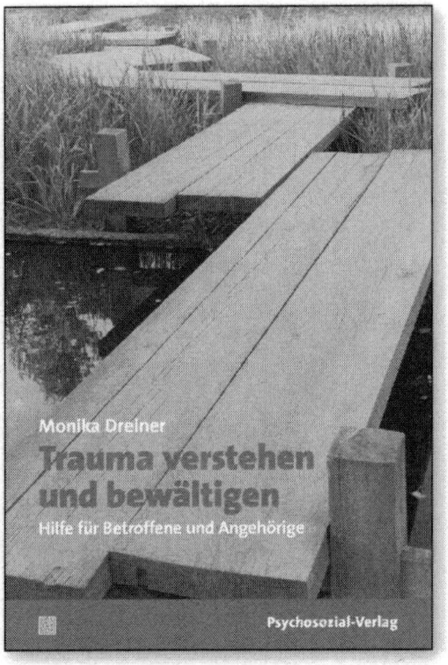

2020 · 106 Seiten · Broschur
ISBN 978-3-8379-3010-8

Erste Hilfe bei Taumata

Jeder kann unvorbereitet in eine traumatisierende Situation geraten. Betroffene werden von Gefühlen der Ohnmacht und Hilflosigkeit überflutet, bisher gemachte Erfahrungen werden auf den Kopf gestellt und Vertrautes verliert plötzlich seine Sicherheit gebende Funktion. Erleidet ein Mensch ein psychisches Trauma sind Körper und Psyche betroffen. Körperliche Schmerzen, Ängste, Wutausbrüche oder der Rückzug aus dem Lebensalltag sind mögliche Folgen. Auch bei Angehörigen, FreundInnen oder KollegInnen können körperliche und psychische Symptome auftreten, denn Psychotraumata sind oft ansteckend.

Monika Dreiner gibt Erste-Hilfe-Tipps für Betroffene und Angehörige. Anschaulich erklärt sie anhand eines Fallbeispiels das Verhalten und Erleben Traumatisierter und zeigt, wie wichtig es ist, das Zusammenspiel von körperlichen und psychischen Reaktionen zu verstehen und die verschiedenen Fort- und Rückschritte im Verarbeitungsprozess zu kennen. Denn nur so können Angehörige Betroffenen unterstützend und verständnisvoll zur Seite stehen.

Psychosozial-Verlag

Jürgen Haase (Hg.)

Die Anhörung

Wolfgang Schnurs Doppelleben als Stasi-Spitzel und Anwalt politisch Verfolgter (mit DVD)

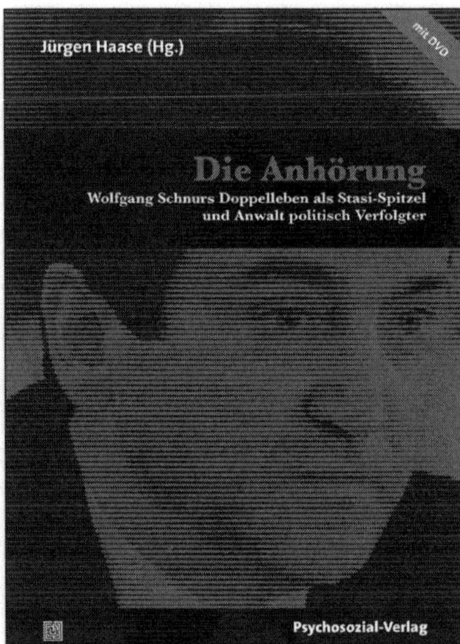

2019 · 97 Seiten · Broschur
ISBN 978-3-8379-2961-4

Ein einmaliges Dokument deutsch-deutscher Geschichte – ein beispielloses Zeugnis der Funktionsweisen einer Diktatur!

Februar 1990, Erfurt: Wolfgang Schnur, designierter Ministerpräsident für die ersten freien Wahlen in der DDR, spricht zu 100.000 Menschen. Die Massen jubeln.

Januar 2014, Berlin: Wolfgang Schnur, verarmt und krebskrank, stellt sich dem Journalisten Alexander Kobylinski zum ersten und einzigen Mal für ein Gespräch über sein Doppelleben als angesehener Oppositionellen-Anwalt und Stasi-Spitzen-Spitzel.

Das vierstündige Interview, auf dem Jürgen Haases Film *Der Fall Wolfgang Schnur – ein unmögliches Leben* (2017) basiert, ist nun vollständig nachlesbar – ergänzt durch Stimmen vieler ZeitzeugInnen wie zum Beispiel Rainer Eppelmann. Karl-Heinz Bomberg, der 1984 wegen seiner Lieder inhaftiert wurde und dessen Strafverteidiger Wolfgang Schnur war, gibt eine knappe Einführung.

Walltorstr. 10 · 35390 Gießen · Tel. 0641-969978-18 · Fax 0641-969978-19
bestellung@psychosozial-verlag.de · www.psychosozial-verlag.de

Stefan Trobisch-Lütge, Karl-Heinz Bomberg (Hg.)

Verborgene Wunden

Spätfolgen politischer Traumatisierung in der DDR und ihre transgenerationale Weitergabe

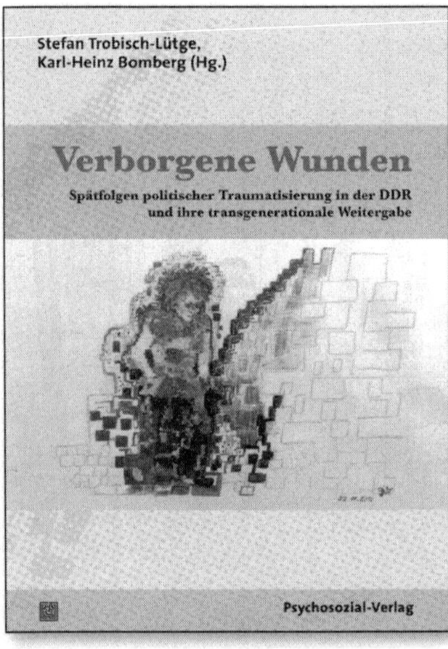

März 2015 · 355 Seiten · Broschur
ISBN 978-3-8379-2488-6

Holt die Vergangenheit uns ein?
Mehr als 25 Jahre nach dem Mauerfall streiten ehemals politisch Verfolgte noch immer um einen angemessenen Umgang mit den Folgeschäden der SED-Diktatur. Mit den SED-Unrechtsbereinigungsgesetzen wurde der erste Schritt zur Aufarbeitung vollzogen. Dennoch üben zahlreiche Opferverbände Kritik an zu geringen Rentenzahlungen, Defiziten in den Anerkennungsverfahren von haft- und verfolgungsbedingten Gesundheitsschäden und gesellschaftlichen Verharmlosungstendenzen und fordern Nachbesserungen.

Im vorliegenden Buch wird eine umfassende Einordnung der Spätfolgen politischer Traumatisierung in der ehemaligen DDR vorgenommen. Namhafte Expertinnen und Experten äußern sich zu Problemen in der aktuellen Begutachtungspraxis psychischer Traumafolgestörungen sowie zu Besonderheiten der Behandlung im Bereich psychoanalytischer Therapie, Verhaltenstherapie und alternativer Traumatherapiemethodik. Erstmals werden auch die Auswirkungen politischer Verfolgung auf die Familie und die Nachkommen der Opfer in den Fokus der Betrachtung gerückt.

Mit Beiträgen von Karl-Heinz Bomberg, Doris Denis, Ruth Ebbinghaus, Alexandra Evers, Jörg Frommer, Bettina Kielhorn, Stefanie Knorr, Erika Kunz, Frank-Dietrich Müller, Freihart Regner, Carsten Spitzer und Stefan Trobisch-Lütge

Walltorstr. 10 · 35390 Gießen · Tel. 0641-969978-18 · Fax 0641-969978-19
bestellung@psychosozial-verlag.de · www.psychosozial-verlag.de